血管可以越老越強健！

南 和友——著

三悅文化

前言

三年前，我開始努力提倡並推廣「甦活」一詞。

所謂的健康，並非單純指身體沒有生病，而是指「積極向上、充滿活力，有著堅韌不拔的精神，也有著活力充沛的身軀」。

請各位在腦海中試想血液在全身奔騰的模樣。是不是真的精力充沛，又熱血沸騰的樣子呢？

腦部、心臟等內臟器官及肌肉，是透過血液含有的氧氣與營養成分來促進活絡，並且發揮出其作用。人類所爆發的生命力，是由運送血液的血管力量所引出。

也就是說，**血管的力量左右著我們的健康。**

相反地，即使血管的力量變差了，身體卻幾乎不會出現自覺症狀。血管的力量在不知不覺中一直變差，就會成為一個身體看似相當健康的人驟逝的主因。

血管的力量可說是人類的生命線。想要活得長久又有元氣，保持強壯的血管就是最重要的一件事。

至今為止，我以心臟外科醫生的身分進行了兩萬場以上的手術，在循環系統的研究上已持續三十年。在面對著無數顆的心臟的同時，我完成的健康法即為本書的內容。

◎我沒有吃藥，就讓膽固醇比的數值從3．3降回正常的1．8。

K．T先生（52歲，男性）

◎雖然我的冠狀動脈及大動脈出現鈣化，已經演變成了動脈硬化，不過三酸甘油酯的數值卻有大幅改善，從250mg/dl降到120mg/dl。

S・H女士（65歲，女性）

◎雖然醫生說我有高血壓，但我沒有吃藥就讓收縮壓大幅度地從142mmHg降到120mmHg。

Y・M先生（61歲，男性）

好的成效也都慢慢地出現了。這幾位都是在經過我的診斷之後才知道疾病的風險，不過他們並沒有立刻改變成健康的生活方式。他們對運動不在行，也很難改變飲食習慣，在一邊服用高脂血症（脂質異常症）的藥物及高血壓藥物的同時，這幾位病患也持續了好幾年一如既往的生活習慣。

因為，即使他們知道對身體不健康，但還是會出現「我好想吃甜食！」、「重油的食物太美味了！」的想法。即使能夠忍耐個一、兩天，不過一旦有了這樣的想法之後，腦海裡想的食物便會揮之不去。

另外，養成運動習慣也是一件不容易的事。就算以往不曾運動的人會因為醫生的建議而打算開始運動，卻無法馬上找到運動的節奏。

因此，想要改變生活習慣、促進身體健康是有訣竅的，關鍵在於人體的**自律神經**。

人類會層層累積「好開心」、「好快樂」的記憶而活著。即使是難受的感覺，心情在那之後總會有那麼一刻轉變為「太好了」的瞬間。只要有意識地去牢記住這樣的感受，人生就會變得有樂趣。就會想著：下次再試試這麼做吧。

這是每個人在日常生活中都會做的一件事。去爬山時看見了賞心悅目的風景，就會有「啊，把這片風景記在腦海裡吧」的感受。負責創造出「開心」、

「愉悅」的印象，正是自律神經的工作。

所謂「讓血管越老越強壯的健康法註」，指的就是控制我們的自律神經，建立讓血管變得強壯的生活習慣。

註：此為原文書名「老いるほど血管が強くなる健康法」。

多虧了這樣的方式，如今的我**已年過七十，但血管年齡還是五十歲**。從血液數據來看也都維持在理想的血液／血管狀態。

在我撰寫此書原稿的期間，我上了東京電視台聯播網的「讓你找對主治醫生的診療室」的節目。

節目主題是「增加好膽固醇，預防猝死的兩小時SP」，節目中的藝人們明明很注重飲食生活以維持身體健康，但是抽血檢查的結果卻出乎意料地不甚理想。

然而，若仔細審視他們的生活型態，就會發現有人抽菸、有人沒正常吃晚餐，在他們的生活中必定有一些不注重健康的壞習慣。

〔作者的血液數據〕 2016/3/11

項目	結果	上限值	下限值
AST	25	40	10
ALT 25	45	5	5
γ-GT	30	75	
T-CHO	215	219	130
三酸甘油酯	112	149	35
UA	4.5	7	3.7
尿素氮	15	22	3.7
肌酸酐	0.94	1.04	0.61
eGFR	61.3		
Na	143	147	135
K	4.1	5	3.6
Cl	102	108	98
Ca	9.3	10.1	8.6
LDL/HDL	1.78		
LDL CHO	132	139	70
HDL CHO	74	86	40
HbA1c（NGSP）	5.6	6.2	4.6
血糖	106	109	70
紅血球 RBC	480	570	427
白血球 WBC	4470	9800	3900
血紅素量 Hb	15.7	17.6	13.5
血比容	45.9	51.8	39.8
MCV	96	102	83
MCH	32.7	34.6	28
MCHC	34.2	36.6	31.6
血小板 OLT	22	36.9	13

血管年齡比實際年齡少20歲

因為是人類，所以一點缺陷都沒有、毫不虛擲的人生，並不會是快樂的。不過，若能先知道快樂與健康管理的界線，就會是改變行動的契機。保持健康的同時亦享受著快樂的人生，這完全不是件難事。

只要知道與自己身體的相處之道，就能像我一樣，即使已經是該放下手術刀退休的年紀，還是幾乎每天都可以繼續進行心臟手術。

不論年紀多大了，血管還是一樣能變得強壯。為此，我撰寫了正確無誤的方式。

願各位不論活到多少歲，都還能保有青春的血管，不被健康狀況所束縛，而是正面積極地享受人生，同時也能實踐健康的生活。

血管可以越老越強健！

目次

第三章

發揮年老的好處 自然地強化血管

第一章

為何血管會左右身體的老化呢？

所謂血管的力量是什麼呢？

各位好，我是心臟外科醫生，南和友。接下來我想來談談有關長度綿延不絕，竟可達地球兩圈半的人類血管。

提到心臟外科醫生，或許各位的印象就是開刀動手術。我現在幾乎每天都要執刀為心臟動手術。但是，心臟外科醫生並非只診察心臟，我們的專門領域是循環系統。

循環系統是什麼呢？循環系統指的是讓血液、淋巴液等體液在體內循環的一系列器官。

因血液要流經全身上下，才能將氧氣與養分運送到細胞內。相反地，當老廢物質被細胞排出之後，便會被吸收至血液之中，然後再流向其他地方。

如此運作便能賦予人體生命力。由心臟輸出的血液經由血管被運送至身體各處的細胞內，然後再經由血管回流至心臟。經由此循環，我們的身體才能發揮作用。

換言之，藉由提高血管力量，就能夠獲得健康的身體。

那麼，到底該如何提升血管力量才好呢？

談到血管，就會提到心臟；若是提到心臟，那就不得不提及血管。

在醫院內，掛著的指示牌會寫著「心臟血管外科」。心臟與血管存在著無法切割的關係。

日本人死因排名第一為癌症、第二為心臟疾病、第三為肺炎、第四則是腦血管疾病，其中**循環系統疾病**的患者數量則佔了一半。由此，各位應該也可以知道為何「血管」帶給健康如此大的影響了吧。

實際上，只要看看血管有沒有老化，也就是**動脈硬化的發展程度，就能夠知道肝臟、腎臟、腸胃、下半身等，全身上下的運作程度如何。**

血管會從心臟的附近，細分成大血管、中血管、小血管。從心臟輸出的血液正是從這些血管流出。

血液的功能可大致分成三項。

1. 將氧氣及必要的養分運送至細胞
2. 將細胞所代謝的老廢物質運送至肝臟或腎臟內進行解毒
3. 透過腎臟、肝臟及皮膚過濾並排出老廢物質

血液中除了氧氣及水分之外，還存在著蛋白質、碳水化合物、膽固醇等養分，這些物質會經由血液運送至身體各處的細胞內。細胞進行分解之後將其轉換為能量（代謝）。

如同養分停滯不前的樹枝無法長得更高，也無法開出花朵，一旦血液卡在變得混濁黏稠的血管之中，後面的器官（內臟器官）便無法獲得充足的養分，其運作也就變得遲鈍。

不過，血管具備再生的能力（腦部及心臟除外）。血液變得清澈，就能讓堵在血管內的血液再次流動，也能夠活絡身體。

另外，堵塞住的血管也會從側邊長出另一條血管，讓血液從分岔的新血管流過。這與樹木長出分枝的原理是相同的。**強化血管的能力，就是增強血管的再生能力或生成能力。**

血管大致上可分成兩種。一種是將氧氣及養分運送至全身的**動脈**。動脈的血流越順暢，人類也就越有活力。

另一方面，回收細胞在代謝後與熱能同時產生的老廢物質，也是血液所負責的工作。老廢物質會由**靜脈**負責輸送。皮膚上隱約可見的血管皆為靜脈，由於其中含有老廢物質，所以靜脈才會呈現紫青色。

靜脈的血液約有七成會在肝臟內進行解毒，血液回到右側的心臟之後，會再流到肺部與氧氣交換，然後才流回左側的心臟，其餘三成的靜脈血液則通過動脈運送至腎臟內進行解毒，最後再以尿液的形式被排出體外。

在肝臟內進行解毒後的老廢物質接下來會如何呢？會先經由膽囊進行濃縮，再流入十二指腸。由於十二指腸連著胃的出口，所以經由胃液消化後的食物也會流到十二指腸內。這些物質會再與膽汁、胰液一同混和。

說個題外話，２００７年，日本皇太子動手術切除十二指腸息肉，當時的媒體大肆報導此事。

一旦得到了十二指腸癌，癌細胞很快就會轉移到緊鄰的胃、膽囊、胰臟。所以，即使十二指腸只是出現息肉，在這個階段也得立刻切除。

老廢物質與消化物會經由十二指腸進入大腸，蛋白質等養分會再次被血液吸收，其餘的物質就以糞便的形式被排泄出體外。

這就是在我們體內流動的血液循環的構造。藉由被運送至全身的血液，不僅能將充足的氧氣及養分運送到身體各處，也能完全排出老廢物質。健康的關鍵的確就掌握在血管之中。

此外，血液的生成時間為二十一天。皮膚為三十～五十天，肌肉則為兩百天，就連得花費較多時間的骨頭也需要兩～三年的時間來重生。

若血液循環良好，肌膚就能光澤又有彈性，保有外觀年輕的健康身體。**不管是身體的內部或是外觀，左右身體老化的並非是年齡，而是循環系統。**血管如果能夠正常地發揮作用，那麼不論年紀多大，身體也能年輕又有活力地活動著。

〔血液循環的構造〕

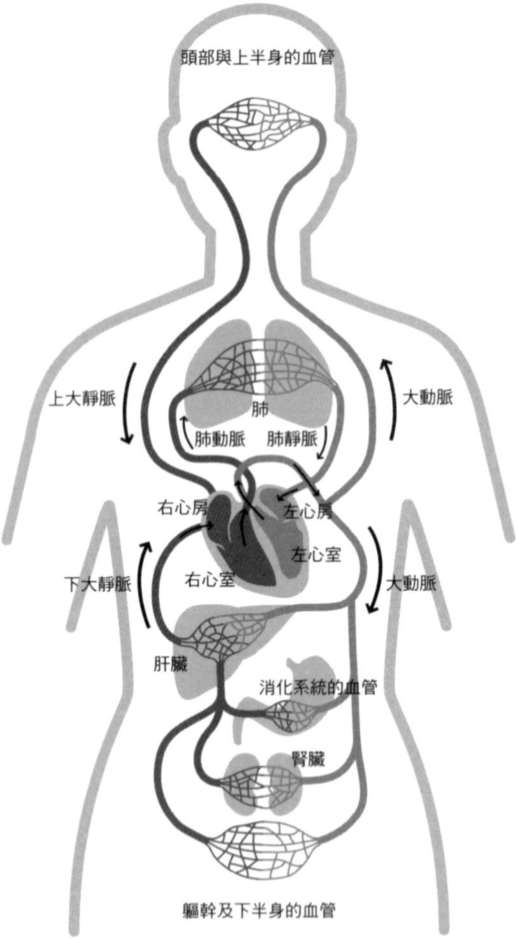
頭部與上半身的血管
上大靜脈
大動脈
肺
肺動脈
肺靜脈
右心房
左心房
左心室
下大靜脈
右心室
大動脈
肝臟
消化系統的血管
腎臟
軀幹及下半身的血管

◉血管年齡老化會導致嚴重的事情發生

請各位看看手臂上的血管。在皮膚之下可見的青色血管即為靜脈。含有身體必需的胺基酸及膽固醇等物質的靜脈血液會被運送至肝臟，用於製造蛋白質及高密度脂蛋白膽固醇等等。

動脈血管與靜脈血管在構造上有所差異。動脈具有三層結構，可耐受120mmHg～180mmHg的血壓，分別為內膜、中膜（肌肉層）及外膜。

靜脈則為二層結構。靜脈之中並無肌肉層，取而代之的是以10～12公分為間隔所形成的瓣膜。為防止血液逆流，靜脈瓣膜會將從末梢而來的血管擠壓至心臟。

相較之下，靜脈的血壓比動脈低了許多，大約為5mmHg～15mmHg。由於靜脈的血壓被稱為低壓（舒張壓），所以我們可以這麼說：靜脈血壓越低就代表血管越柔軟，是件好事。

順帶一提，在醫院抽的血為靜脈的血液。即使注射針刺入靜脈血管，靜脈的血壓還是很低，所以只要輕輕壓住，血液就不會再冒出了。而動脈則是位於肌肉層裡，是在肉眼無法見到的深處裡。

動脈血壓被稱為高壓（收縮壓），若是動脈血壓在50mmHg以下的話，心臟的大動脈瓣膜就有可能會出現閉鎖不

〔血管的構造〕

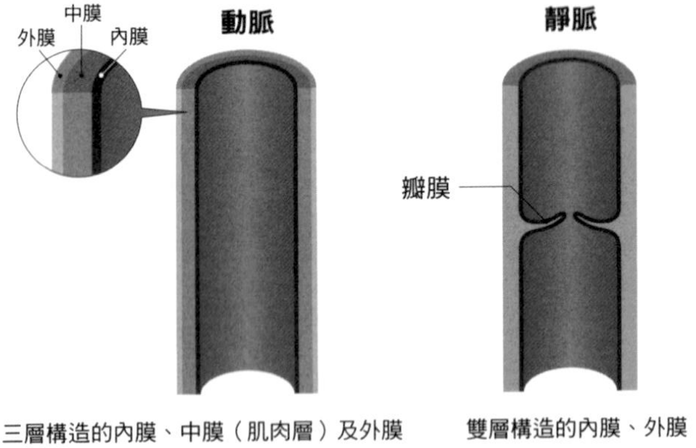

全的問題。正常的動脈血壓約為60mmHg～70mmHg。

重複幾次深呼吸後，身體變得舒暢痛快，頭腦也變得清晰了。不知道各位有沒有過這樣的經驗呢？

這不是因為身體吸入了大量氧氣的緣故，而是因為深呼吸使胸腔內的壓力低於體外的壓力，所以靜脈的血液就從腳部被吸往心臟的方向，心臟便能讓充足的血液在體內循環。

由於靜脈內沒有肌肉層，所以通常並不會出現硬化。因此我們不會說靜脈硬化。當然還是有例外的情況。例如，在進行心臟的冠狀動脈繞道手術時，我們會取腳部的靜脈移植到冠狀動脈上。結果，從心臟輸出的高壓動脈血液就會流到這條移植的靜脈中，於是就造成靜脈的內膜增厚。

除非是像這種特殊情況，否則通常靜脈出現的問題，都是因為瓣膜所引起的。一旦靜脈瓣膜出現異常，使靜脈的血液倒流時，就會造成**靜脈曲張**。

從事需站立的工作，或者是久坐不起的話，血液會因重力的關係一直往下堆積。此外，若是懷孕的話，髖部的靜脈會受到隆起的腹部所擠壓，就會形成等同於久坐未起的狀態。

由於腿部並未活動使肌肉推壓靜脈，將血液向上擠壓至心臟的方向，也就是沒有出現所謂的擠乳作用（milking action），於是下肢的血液停滯不前（瘀血），靜脈的血壓上升至15mmHg以上，造成靜脈瓣膜無法關閉，使血液無法順利地輸送。

一旦血液堆積在靜脈瓣膜處，就會造成靜脈曲張。**靜脈曲張初期的症狀為**

〔形成靜脈曲張的示意圖〕

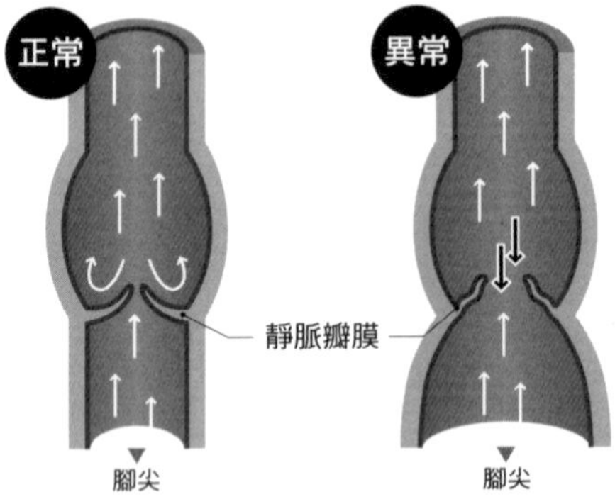

一旦瓣膜出現異常使靜脈逆流，就會導致靜脈曲張

腿部變得沉重、緊繃疼痛。有這些症狀的人進行檢查後，就會發現他們都符合以下三項問題中的任一項問題。

1. 下肢靜脈曲張
2. 淋巴液阻塞
3. 全身性的疾病（心臟衰竭、腎衰竭、重度貧血）

出現靜脈曲張的話，血液就會停留在末梢處，所以就沒有足夠的血液能夠流到其他部位。

如此一來，心臟就必須替這些血液不足的部位補足血液。由於得輸出大量的血液，於是就**造成了心臟的負擔**。

下肢靜脈曲張的患者會告訴醫生，他們覺得腿部疲累、渾身無力。這並不只是因為在行走時腿部感覺就像掛了鉛塊一樣沉重所以才感到疲累，也因為要補足回流不足的血量，所以心臟不得不額外運作，才能將血液運送至全身上下。長期對靜脈曲張的問題置之不理就會造成心臟肥大，正是因此緣故。

若靜脈曲張已到肉眼可見的程度時，就必須接受治療。腿上有著青紫色凹凸不平的人，已是出現大量靜脈曲張的狀態。

另外，靜脈瓣膜也會因發炎而受損（靜脈炎），導致血液逆流，使得靜脈曲張變得更嚴重。

過去，醫生會以靜脈抽除術這樣的手術方式，來抽除靜脈曲張的靜脈。近年來，則是以免動刀的高頻或雷射光來電燒靜脈曲張的靜脈。

雖然表層的靜脈已無法使用，但血液仍然能夠從深層的靜脈回流至心臟。只要以杜卜勒超音波進行檢查，很快就能知曉深層的靜脈是否還正常運作。

◉淋巴水腫

淋巴管與動靜脈相同，遍布在人體的所有內臟器官與四肢之間，流經身體各處。**與下肢靜脈曲張的情況一樣，淋巴堵塞也會造成水腫。**

簡單說明一下血液與淋巴循環的關係，例如：將熱水（血液）注入浴缸（血管）內，在熱水溢出浴缸前，熱水便會從浴缸蓋附近的排水孔流入排水管（淋巴管）內。

浮在熱水表面的毛髮或是皮屑油垢就更容易被排到排水管內。同理，懸浮在靜脈血液中的脂肪、膽固醇、老廢物質等等也會流入淋巴管中。

特別是髖關節、腋下、脖子周圍，有著各式各樣、大大小小的淋巴結，老廢物質或細菌在此處被過濾之後，淋巴會再次流入血管之中，與血液混和。

若是淋巴結發炎，使淋巴液的流動停滯，就會造成淋巴水腫。此外，**老廢物質過多時也會使淋巴液的量增加，造成淋巴水腫。**

Column 使用靜脈的冠狀動脈繞道手術

當負責將氧氣及養分運往心臟肌肉的冠狀動脈堵塞時，我們有時會進行冠狀動脈的繞道手術，取下其中一條位於胸骨兩側的內胸動脈，或是身體兩側的動脈，將之連接在心臟。

也許各位會擔心「取下血管的話，這樣血液不就不能流動了？」。

不過，所有的動脈都會有分支，即便取了一段血管，也幾乎不會出現因血液未流經該部位而導致組織壞死的情況。

另外，也有使用靜脈而非動脈的冠狀動脈繞道手術。只不過由於靜脈的構造並無法耐受高度壓力，因此過了一段時間後，血管壁就會開始硬化。因非生理性的處理方式，才會造成一般情況下不可能發生的靜脈硬化。

由於動脈比靜脈不容易出現劣化，因此在近期的冠狀動脈繞道手術中，都盡量使用動脈來作為主要的血管。

血量越多越好？

只要血液循環良好，就能夠促進新陳代謝，使身體活絡而變得年輕有活力。那麼，應該要怎麼做才能使循環系統好好地運作呢？

水量豐沛且流動不息的河川是乾淨且清澈的。相反地，水量稀少且流動緩慢的河川，不只水質會惡化，還會到處都淤積垃圾。

人的身體也是一樣的。**一旦血量不足，血流就會變差，血液也會變得黏稠混濁。**黏度增加的血管很容易變得僵硬，要是動脈出現血栓的話，就會造成腦梗塞或心肌梗塞；若是在靜脈出現血栓，就會引起肺栓塞等問題。

最重要的就是要增加血量，讓血管中時常有充足的血液維持流動。然而，**並不是單純地增加血量就能使身體健康。**

常聽人說「多喝水，多排毒」。這句話的意思，指的是藉由攝取水分，來增加血量、促進代謝。

大部分的日本人血量都不多，所以增加血量這一點是無庸置疑的。不過，**大量地攝取水分卻會讓血液變淡**。

成年男性的血紅素（紅血球）應該要在14g/dl左右，但血紅素在10g/dl上下的人卻不在少數。

負責搬運氧氣的血紅素減少了，就會形成效率不佳的氧氣循環。缺氧會導致頭腦變得遲鈍，身體也會變得懶得活動。

最重要的不是飲用過多的水分來增加血量，而是要**提高造血能力**。

血液是由骨髓所製造的。也就是說，**提高造血能力的祕訣在於活化骨頭**。一旦造血能力變差，流經全身的養分就會減少，血液也會變得更難以製造。如此一來，腦部就會發出指令，要身體攝取水分以增加血量。然後血液就會變得更淡，陷入了如此的惡性循環之中。

首先，**運動**能夠帶給骨頭直接的刺激，骨頭活絡之後，也就能提升造血能力。

再者，**曝曬在陽光之下**可使體內產生維生素D。由於維生素D可提高鈣質的吸收率，且具有調整鈣質濃度的作用，因此能促進骨頭的新陳代謝，也能預防骨質疏鬆症。

許多北歐人都有貧血的問題，這是因為他們日照的時間很短。讓我們走出戶外，一邊沐浴在陽光之下，一邊健走吧。

在太陽底下進行適度的運動，能夠使造血能力提升。

〔多曬陽光就能活化維生素D〕

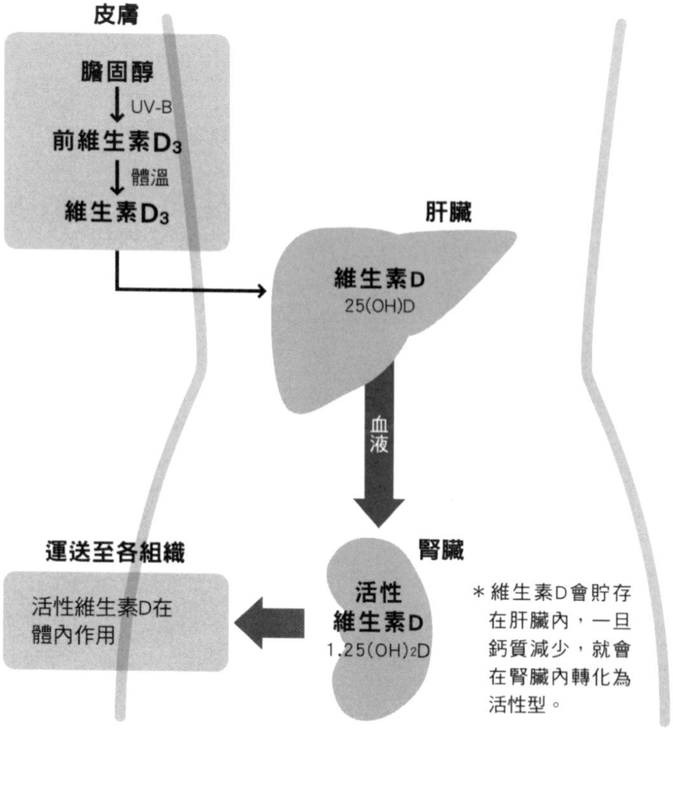

活化維生素D，就能提升骨髓的造血能力

還有一點，攝取**維生素B12**也是必要的。**海鮮**中含有許多維生素B12，特別是**鱈魚子等魚類的魚卵、蜆或蛤蜊等貝類**，都是富含維生素B12的食物。

此外，要提高血液濃度，就要多吃**海帶、菠菜、魚類等鐵質含量較多的食物。**也可以藉由營養補給品來補充鐵質。

Column

血液循環好，對於健康而言一直是件好事嗎？

心臟過於強力有勁地跳動，也就是說血液循環良好，因其造成的弊病是不存在的。人類有著良好的身體構造，當血流過於強烈時，肌肉就會收縮，讓血液不再流動。

比如說，長時間滑雪的話，雙腳就會變冷。感覺寒冷即代表血管在收縮，使血液流動不順暢。

若在此時脫掉滑雪鞋，泡個熱水澡的話，血液的流動就會變好，然後會覺得有些痛癢。這是因為過多的血液在流動，所以血管急速擴張，遍布於附近的神經受到刺激，所以才會感覺到疼痛。

不過，當血管過度擴張時，血壓就會下降，讓身體覺得有點不舒服、腦袋變得渾噩不清。於是，交感神經便會自然地運作，讓血管收縮。

這樣的作用會反覆地進行，所以並不需要擔心血液循環變好後產生的大量血流會造成什麼問題。

為什麼血管會堵塞、硬化呢？

要讓循環系統順利運作，**血液就是首要的關鍵**。但是，並不只是單純地增加血量，而是要**有效率地將血液從心臟送往全身，以活絡身體**。

那麼，血液是經由什麼所運送的呢？

答案眾所皆知，那就是血管。人體造出的血管是要運作一百二十年的，所以，血管隨著年齡一同衰老也是無可避免的。

然而，**血管年齡與實際年齡並不成正比**。

前幾日，一位男性患者被送來醫院。因患者高齡九十歲了，所以他的家人非常擔心動手術是否合適。

我檢查這位患者的血管年齡，發現血管年齡介於七十～八十歲間，因此我認為他能夠動手術。這位病患的血管仍舊具有彈性，也沒有出現斑塊。

另一方面，也有許多人年紀才五十幾歲，卻有著七、八十歲的血管，因心肌梗塞或腦梗塞而被送來醫院。

言歸正傳，為何血管會堵塞、硬化呢？

左右血管柔軟度的是血壓，其次則是膽固醇。由於現代飲食中含有過多的碳水化合物及醣類，所以無法被消化的醣類就會被肝臟轉化成三酸甘油酯。

脂肪本身無法溶於主成分為水的血液之中。走投無路的脂肪就會附著於名為脂蛋白的蛋白質上，主要會形成高密度脂蛋白（High Density Lipoprotein）膽固醇、低密度脂蛋白（Low Density Lipoprotein）膽固醇等複合物，並溶於血液之中。分別又被稱為好膽固醇及壞膽固醇。

低密度脂蛋白膽固醇被稱為壞膽固醇，一直都被視為壞東西。不過，膽固醇既能生成細胞膜，也是合成賀爾蒙的原料，是身體不可或缺的成分。**就算低密度脂蛋白膽固醇本身的數量偏多，但只要不堵塞在血液中，能夠正常流動的話就不會有問題。**

但是，由於低密度脂蛋白膽固醇的分子較小，所以在流動的過程中，會跑進血管中出現微小龜裂或是分岔的地方。

如此一來，血管的中膜（肌肉層）會變硬，血管便會失去彈性。一旦血管的中膜硬化，就會對內膜造成負擔。

血流會對內膜造成微小的傷口，而低密度脂蛋白膽固醇就會附著於此傷處。血液中存在著被稱為吞噬細胞的白血球，白血球會藉由吞食細菌與廢物來清理身體。

白血球會為了清理低密度脂蛋白膽固醇而出動。但有時白血球在吞噬時會陣亡，結果低密度脂蛋白膽固醇就會附著在此處，然後又會有更多的白血球陣亡。漸漸堆積之後就形成了**斑塊**。一旦斑塊增厚，就會有血管阻塞的風險。

斑塊會使血管內壁變得狹小，也會使血液的流動變差。如同先前提過的停滯不流的河川一樣，血小板會囤積在血流變差的血管之中，形成血栓。

〔斑塊形成的過程〕

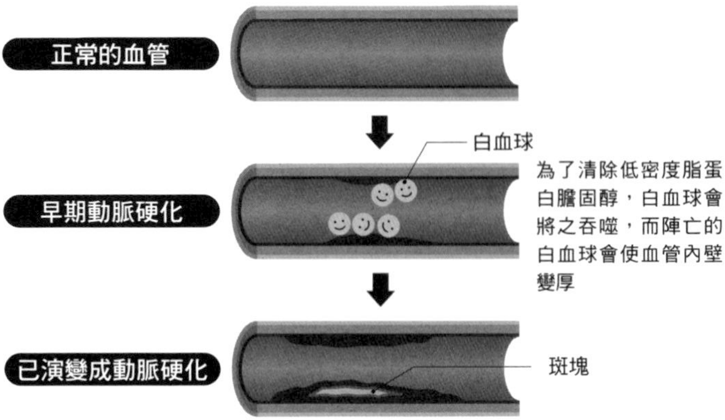
正常的血管
早期動脈硬化
白血球
為了清除低密度脂蛋白膽固醇，白血球會將之吞噬，而陣亡的白血球會使血管內壁變厚
已演變成動脈硬化
斑塊

而且，低密度脂蛋白膽固醇會附著並聚集在血管內壁的各個地方，造成血管本身變硬，這就是所謂的**動脈硬化**。

一旦動脈持續硬化，血管抵抗血流的力道便會增加，因而使血壓上升。由於血管並不會每一處都出現硬化，所以會有些地方硬，有些地方軟。血管比較軟的部分受到強力的血壓推擠後會漸漸地隆起。血液囤積在此處，就容易形成**動脈瘤**。

跪坐很長一段時間後，就算突然有人叫你「起立！跑起來！」，也是辦不到的吧。這是因為下肢沒有足夠的血液。

〔動脈瘤的照片〕

正常的動脈　　**腹主動脈瘤**（6cm）

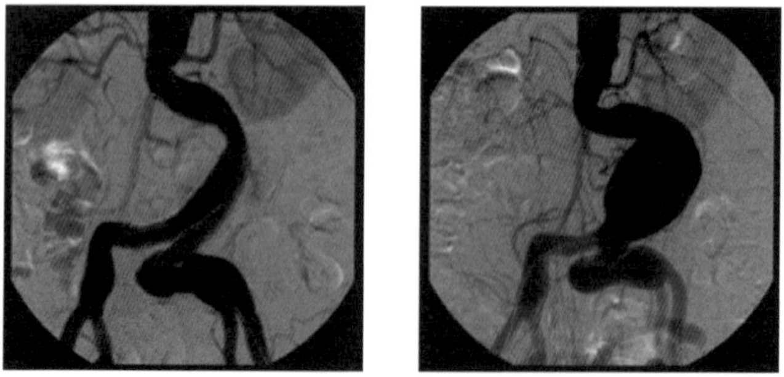

實際上，動脈硬化的情況很嚴重的人，也是類似這樣的狀態。一旦血流變差，腿部的乳酸立刻就會堆積，導致腳抽筋。

動脈硬化造成的影響不僅在下半身而已，也會使腎臟、肝臟、腸胃等整個身體的功能變差。

動脈硬化對於腦部應該也會造成影響。雖然就目前的現況，還不能單純地判斷動脈硬化的結果會導致失智症。

但是，**動脈硬化會影響到腦部的血流，也會使腦部機能變差。**有些失智症的形成原因，是由於腦部的細胞被路易氏體這個特殊的蛋白質取代，路易氏體囤積在腦部而造成血液無法流動。

另外，還存在著比低密度脂蛋白膽固醇更糟糕的膽固醇。那就是被稱為最壞的膽固醇——極低密度脂蛋白（Very Low Density Lipoprotein）膽固醇。

極低密度脂蛋白膽固醇比低密度脂蛋白的分子來得更小，一旦血管出現傷處，極低密度脂蛋白膽固醇就會跑進去並且立刻氧化，所以血管就會生鏽了。

不過，從總膽固醇的數值來看，極低密度脂蛋白膽固醇在5％以下，數量極為稀少，如果透過運動等加速血液流動、促進代謝的話，極低密度脂蛋白膽固醇就不會增加了。

Column 清澈流暢的血液真的好嗎？

馬拉松選手經常會進行高地訓練。這是為了要增加血紅素，將身體鍛鍊至能吸收大量氧氣。通常，血液會在二十一天內完成造血。而由於高地的氧氣稀薄，為了盡可能地吸到更多的氧氣，所以血液會在約十七天～十八天內完成造血。同時，血紅素的數量也會增加。

就像這樣，一旦血液濃度提升了，血小板就容易吸附在一起，也就容易形成血栓。當血栓進入動脈，並流往頭部或心臟的話，就會導致腦梗塞、心肌梗塞。

墨西哥的首都位於海拔約兩千三百公尺，腦梗塞病患的住院死亡率是世界第一。

只要血紅素的數量不多，血液就能夠順暢流動。但血紅素過少的話，便無法運送氧氣。就會像先前提過的一樣，身體會變得不愛活動，腦袋也會缺氧。

清澈流暢的血液應該還是比較好的。

但是，血紅素的數量是否為正常值，這一點是非常重要的。如果沒有貧血的話，那就代表沒問題。若想知道正確的數值，只要做個抽血檢查便能很快得知結果。

有辦法讓血管重返青春嗎？

因為好膽固醇及壞膽固醇這樣的稱呼，所以通常都存有高密度脂蛋白膽固醇能夠溶解或是打敗低密度脂蛋白的印象，或者是誤以為只要增加好的膽固醇，消滅壞膽固醇就好。

膽固醇的平衡，是建立在高密度脂蛋白膽固醇及低密度脂蛋白膽固醇之間的比例。高密度脂蛋白膽固醇增加，相對地低密度脂蛋白膽固醇就會減少，兩者是存在著這樣的關係。也就是說，就算低密度脂蛋白膽固醇的數值較高，但只要高密度脂蛋白膽固醇的數值還維持在範圍內，那麼在健康方面就完全沒問題。

將低密度脂蛋白膽固醇的數量除以高密度脂蛋白膽固醇的數量後會得到的**L／H比，只要小於2就是健康的指標。**

在前面內容已經提過了，低密度脂蛋白膽固醇是造成斑塊或血管肌肉層硬化的原因。

藉由增加高密度脂蛋白膽固醇，相對地就能減少低密度脂蛋白膽固醇。這麼做的話會怎樣呢？答案是斑塊會減少，血管會變柔軟。

實際上，即使是發生動脈硬化的血管，我們也能看見藉由改善L／H比，能使斑塊減少。我們可以這麼說：這是

〔斑塊的減少〕

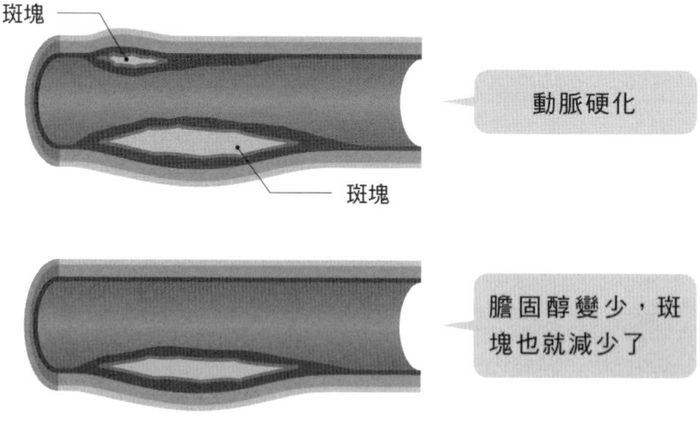

變硬的血管，也就是**老化的血管重拾柔軟度，重返青春**。

這正是「讓血管越老越強壯的健康法」所期望的成果。要達到這樣的目標，有三個祕招。此外，這三個祕招與自律神經有很大的關聯性。

其實，隨著年紀越大，自律神經也就越容易受到控制。也就是說，年紀越大就越容易提升血管能力。我們也來談一下為什麼會這樣。

不過，在介紹方法之前，我要先來說一說血管變虛弱之後，身體會逐漸出現什麼樣的異狀或不適症狀。

想要變健康，就代表要改變生活習慣。生活習慣就是嗜好，想要改變嗜好，就必須得改變思考模式。

為了能讓各位提高健康意識，所以接下來在第二章中我會讓各位清楚地知道，如果繼續過著現在的生活，血液／血管會出現什麼樣的問題。

提升血管力量的重點

- 膽固醇是依相對的比例來決定數量
- 目標是L／H比低於2、三酸甘油酯在50mg/dl～149mg/dl

第二章

你的身體還好嗎？因血管老化所引起的不易察覺的循環系統疾病

哪種比較容易出現？是「血管破裂所致的疾病」還是「血管阻塞所致的疾病」？

人體內有一條粗大的動脈由心臟出發，到達頸部後再轉彎流向背部，然後通到腹部。這一條動脈稱為**主動脈**，是人體內最粗的一條血管，直徑達二～三公分。

主動脈連接**動脈**，腹部以下的動脈從腰部流至大腿處；腹部以上的動脈則是到達上臂及頸部。除此之外，直徑在數公釐以下的動脈稱為**小動脈**。主動脈會變成動脈、小動脈，連接脾臟、腸胃、肺部等內臟器官。最後在肝臟、腎臟、腸胃等內臟器官上，還有肌肉、皮膚等處形成微血管，再與靜脈相連接。

依動脈的粗細程度不同，容易出現的疾病也不一樣。

容易出現在主動脈的，是**因血管破裂所致的疾病**；容易出現在動脈及小動脈的，則是**因血管阻塞所致的疾病**。

〔血液循環的構造〕

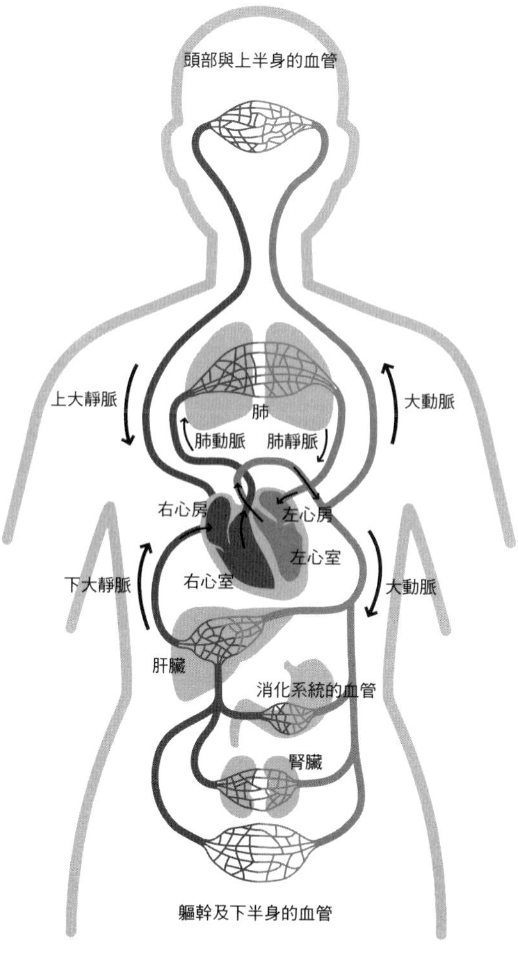

大致區分血管疾病的話，僅有此二類。讓人吃驚的是，不論哪一類的疾病，**幾乎都不會出現自覺症狀**，一直到病情已經惡化了。

我們先來檢測一下各位的疾病風險吧。

●血管破裂的風險

□血壓高（特別是舒張壓在90mmHg以上）

□背部或腹部疼痛

□抬頭時，摸得到肚臍下方有脈搏在跳動

●血管阻塞的風險

□腳部疼痛，走路時得時常停下腳步，否則無法再走

□腳受傷卻好不了

□靜態時腳部依舊疼痛

□有時候會失去意識
□曾有過缺血性腦中風

各位的結果如何呢？符合的項目越多，就代表罹患該類疾病的風險越高。我們就來詳細地談談有關這兩大類的血管疾病吧。

◉因血管破裂所致的疾病

為何血管破裂所致的疾病容易出現在主動脈呢？

血壓取決於心臟輸出的血量以及血管的硬度（阻力）。但即使沒有動脈硬化的問題，也無法代表連接心臟的主動脈的血壓比小動脈的血壓還要高。這是因為血管經年累月承受著壓力，所以分支的部分或彎曲處容易出現亂流，因而導致血管壁的彈性不一。

為何我們說血管軟硬程度變得不平均是一件不好的事？這是因為血流會一口氣衝到血管較軟的部分，這部分的血管就會因為壓力而隆起。如同先前所述的，這塊隆起的部分就稱為動脈瘤。

而且，一旦動脈硬化的程度加劇，血管較軟的部分也會失去彈性，所以在血管反覆進行伸縮的過程中，血管壁就會逐漸變薄、變脆弱。

動脈瘤形成之後並不會自然地變小。動脈瘤會在不知不覺中逐漸地膨脹，然後有一天就會破裂。

〔形成動脈瘤的示意圖〕

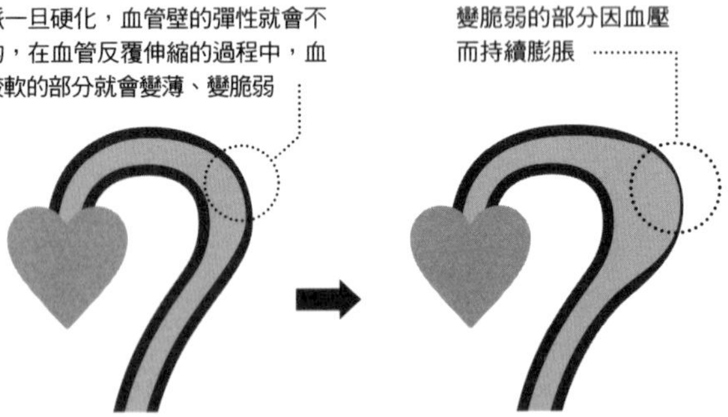
動脈一旦硬化，血管壁的彈性就會不平均，在血管反覆伸縮的過程中，血管較軟的部分就會變薄、變脆弱
變脆弱的部分因血壓而持續膨脹

膨脹到直徑達五公分以上，動脈瘤破裂的危險性就會增加

膨脹程度達直徑五公分以上的動脈瘤也有可能會出現在主動脈。請各位仰躺，然後摸摸看自己的腹部。有動脈瘤的人，應該感覺得到腹部有撲通撲通的鼓動感（肥胖的人比較不容易感覺到）。

一旦主動脈瘤破裂，三個人之中就有兩個人無法獲救。身體完全不會有自覺症狀，但腹部或是腰部會突然間閃過劇烈的疼痛。此時必須接受緊急手術。

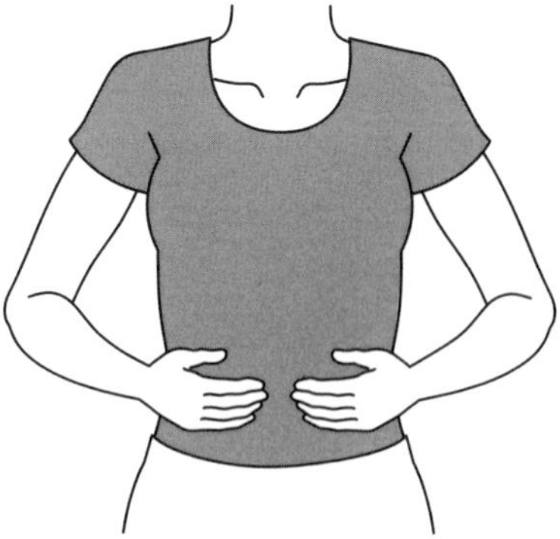

摸摸看自己的腹部，如果像脈搏一樣「噗通噗通」跳動，出現主動脈瘤的危險性就非常高！

此外，當動脈瘤形成之後，就容易引起**動脈剝離**。動脈的內膜增厚之後，會有一部份的內膜出現裂縫，此時血液會從這個裂縫流入血管壁。於是血液堵在內膜及外膜之間，將內膜及外膜剝離開來。

剝離的內膜會塞住血管，使血流停滯。最糟糕的情況，就是內膜剝離後變薄的部分會因壓力的關係而破裂。

動脈瘤及動脈剝離有可能出現在任何一處的血管。若是腦部的動脈破裂，就會形成腦出血。

主動脈剝離在症狀出現後的四十八小時內的死亡率為50%、一周以內的死亡率為70%、兩周以內的死亡率為80%，是一種非常可怕的疾病。

主動脈瘤達到直徑五公分以上時就得動手術，切除動脈瘤的部分，再換上人工血管。

〔主動脈剝離的示意圖〕

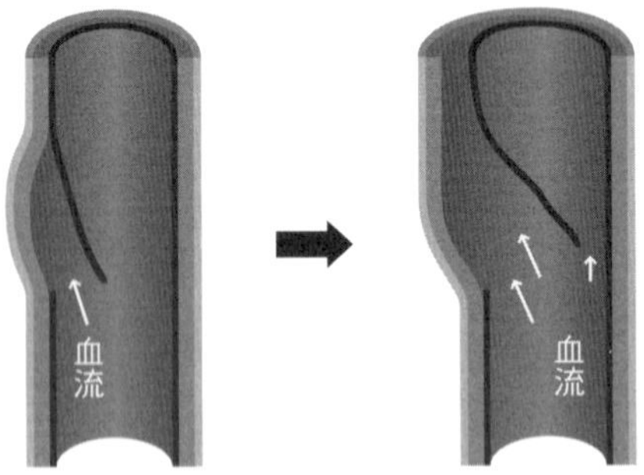
內膜增厚之後出現裂縫，血液流入此裂縫
內膜剝離，造成血流停滯不前

不過約在十年前，已開始使用支架來進行手術。此種手術方法，是將金屬網的支架放入血管內，從內側保護血管，同時又能使血液流動。

能進行支架手術的血管為主動脈及動脈。由於血液能從網狀的金屬中通過，**所以不容易形成血栓。進行血管的支架手術之後，必須特別努力維持血液的清澈。**

由於小動脈中塞滿了血栓，所以無法使用支架。採用的手術為血管繞道手術。

〔支架安裝手術〕

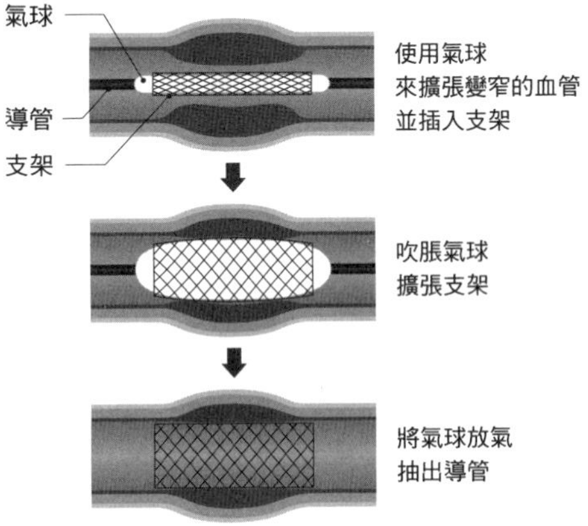
氣球
導管
支架
使用氣球
來擴張變窄的血管
並插入支架
吹脹氣球
擴張支架
將氣球放氣
抽出導管

另外，若是動脈瘤及動脈剝離出現在主動脈弓的部位，有時也會造成連接著緊鄰的頸動脈或上臂動脈的重要動脈出現分岔。這種情況，就會在弓部安裝支架，頸動脈及頭臂動脈處則以人工血管進行血管繞道手術。此手術稱為複合式血管手術。

會出現主動脈瘤及主動脈剝離，是因血管被施加了高度的壓力。這是飲食生活中含有過多鹽分，造成血壓較高的**日本人經常罹患的疾病**。

若您的血壓較高，建議您每年得去醫院接受一次胸腔及腹部的ＣＴ檢

〔複合式血管手術〕

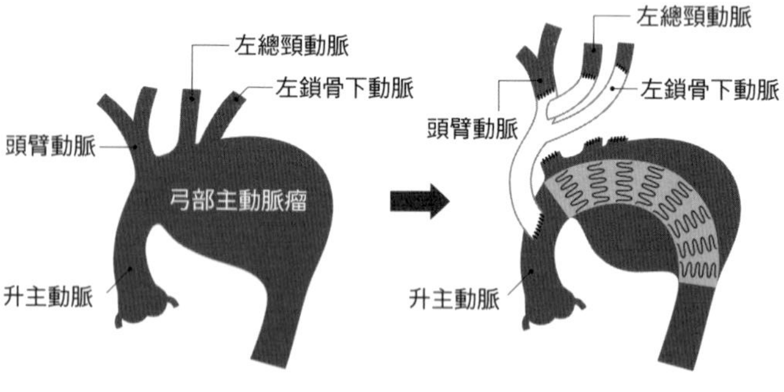

將支架放入主動脈的弓部，
連接的動脈則以人工血管進行繞道手術

查。藉由電腦斷層掃描可確認是否出現了主動脈瘤，以及主動脈是否發生鈣化。

◉因血管阻塞所致的疾病

許多的日本人都有高血壓。而歐美人較常得到的，則是因吃肉引起膽固醇過高的高脂血症。**高脂血症對於主動脈、動脈及小動脈都會造成不良的影響**。

膽固醇過高時，低密度脂蛋白膽固醇就會增加，造成動脈硬化，並形成斑塊。血流變得不順暢，低密度脂蛋白膽固醇就更容易沉積在動脈壁上，造成血管阻塞。此為**動脈阻塞疾病**。腦部的動脈一旦阻塞，就會形成腦梗塞，而心臟的動脈阻塞則會造成心肌梗塞，這兩種都是很嚴重的疾病。

即使動脈硬化的情況沒有惡化，還是會出現血管阻塞。

當血液變得混濁黏稠時，就會造成血管阻塞。這種的血管阻塞同樣也是因為飲食中的膽固醇及脂肪量過多，所以導致容易形成血栓，而這些血栓跑進小條的動脈中並造成血管阻塞。這種情況稱為**血栓栓塞症**。

容易被阻塞的部分是血管的分支部位。特別是頸部的**總頸動脈**、**外頸動脈**、**內頸動脈**容易出現動脈硬化，當動脈變細，血栓跑進了頸動脈，就會引起腦梗塞。

冠狀動脈等等的小動脈，特別常出現的動脈硬化案例，是包覆著斑塊的被膜破裂，因此造成斑塊流入血管之中，並使白血球聚

〔動脈狹窄〕

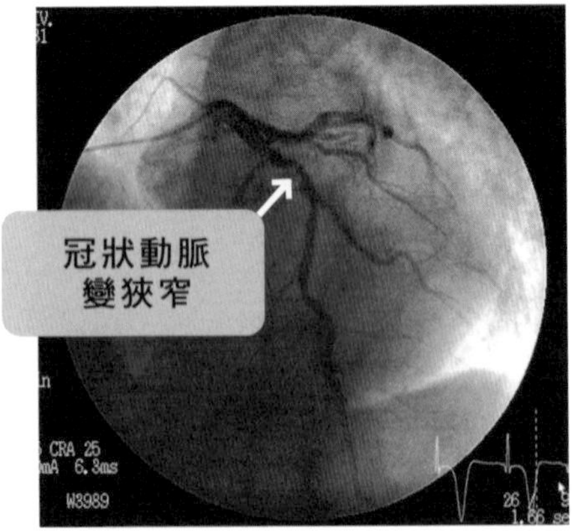

集，此處形成了血栓就會造成使血管阻塞。

治療血栓的方式與治療動脈瘤相同，使用支架治療動脈，小動脈的治療則是進行血管繞道手術。

微血管阻塞的情況雖罕見，但還是會發生，稱之為毛毛樣血管疾病。這是微血管阻塞造成血液停滯的疾病。

由於微血管會分岔成細小的血管，然後再連在一起，所以就算血液停滯，也不會有造成重大問題的風險。

不過，**只有在腦部的微血管阻塞時要另當別論**。此時需進行血管栓塞手術，將金屬線圈放入血管內，防止血液流入已經堵住不通的微血管內，以維持血液的流動。

〔血栓會使血管阻塞〕

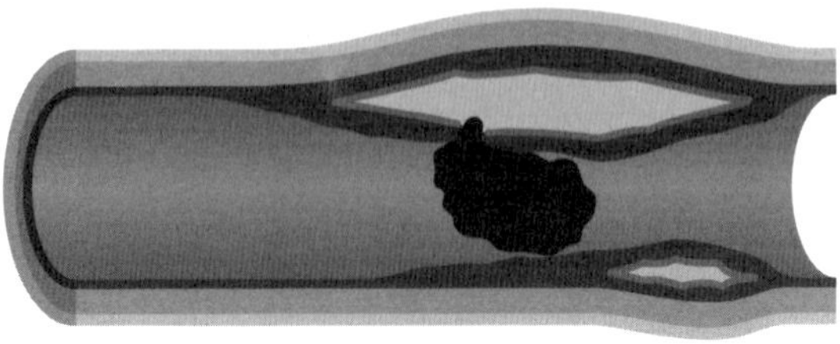

被膜破裂後，
斑塊流到血管內而形成血栓

此手術不需開顱即可進行治療，但另一方面，由於容易形成血栓，所以**有引發腦梗塞的風險。**

因血管阻塞所致的疾病，在二十年前左右的日本都還很少見。日本人的動脈硬化一直以來都被認為是高血壓型。高血壓型的動脈硬化是由於血壓變高，使血管壁失去彈性而變得容易破裂。此類型的動脈硬化會造成血管破裂，有引發腦出血或腦溢血的風險。

而歐美人則是高脂血症型的動脈硬化，此類型的動脈硬化可說是更為駭人。之所以這麼說，是因為這類型的動脈硬化也影響到動脈及小動脈。當細小的血管堵住後，就會引起腦梗塞或心肌梗塞。

從前，日本人的膽固醇指數為180mg/dl～200mg/dl，近年來也慢慢上升到220mg/dl左右。隨著膽固醇指數的增加，**得到因血管阻塞所致疾病的日本人也逐年在增加。**

高脂血症所造成的疾病，不僅不會有自覺症狀，而且還都是攸關性命的高危險性疾病。我希望各位能透過後面敘述的飲食方式，來增加高密度脂蛋白膽固醇。

然而，我們現在最必須要注意的疾病是**糖尿病**。下圖為2015年糖尿病人口數排名前十國的糖尿病罹患率（總人口數比糖尿病患的比例）。可得知日本排名第七，是世界上糖尿病患人數相當多的國家。

糖尿病患者中有四成的人心血管狀

〔2015年糖尿病人口數排名前十國的糖尿病罹患率（20～79歲）**〕**

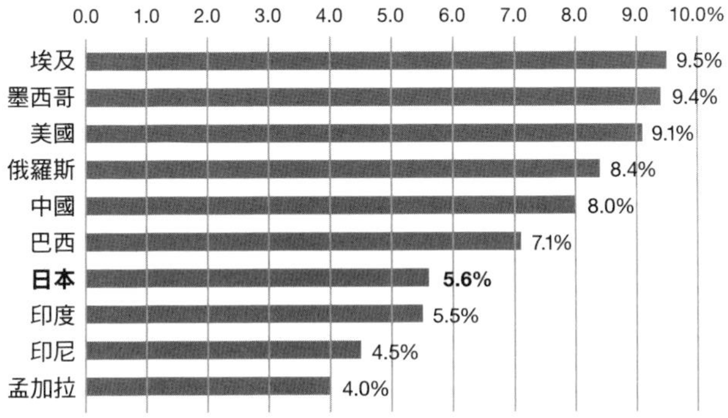

＊依「國際糖尿病聯盟（International Diabetes Federation）所作之調查」製成

況並不好，而三成五的心血管疾病患者則被診斷出糖尿病。

位於血管壁上的微血管會因醣類而受損。如此一來，負責使血液凝固的血小板就會變質並且凝固。白血球會為了溶解血小板而出動，堆積的白血球則會讓血管變得更硬。

此外，由於高血糖會使血液變得混濁黏稠，所以白血球就不容易附著在血管壁上。於是陷入了如此的惡性循環之中。就連小動脈也很容易就阻塞。

糖尿病會導致**眼睛的視網膜或是腎臟的功能惡化**，這是因為這兩個器官聚集了特別多的微血管。當這兩個器官的功能惡化得太嚴重，會造成末梢的血液停滯，也造成手腳出現麻痺的症狀。

在此，我要簡單地說明一下傷口痊癒的過程。

出血時，血小板會立刻聚集在一起，來修復血管。皮膚的表面會結痂，使傷口停止流血。由於皮下組織多少都會出現血塊（血腫），所以白血球便會分泌一種名為細胞激素的物質，來引起發炎反應。白血球中被稱為吞噬細胞的物質就會聚集在發炎的地方，吸收血腫並平復發炎。

在傷口結痂後，受傷的地方會變青紫色，漸漸地才會褪為黃色。之後，血管才會再生，回到原本的皮膚狀態。

像這樣的傷口治癒能力，同樣也都存在於腸胃黏膜潰瘍、血管內膜的創傷。由於糖尿病患的血管能力非常差，所以在有些案例中，當病患的足部受傷但不容易痊癒，於是細菌跑進傷口，使傷口發炎得更加嚴重，進而造成**足部壞死**。

會演變成這樣，是因為在糖尿病的副作用下，末梢血管閉塞使傷口不易痊癒，置之不理的結果就演變成像敗血症這種感染之後會蔓延至全身的致命疾病，所以才不得不切除足部。

容易阻塞的血管固定為某幾條，為**足背動脈**、**大腿動脈**、**橈骨動脈**、**頸動脈**。以杜卜勒超音波分別檢測各動脈的血壓及脈搏，若測不到脈搏，就代表此部位的血管發生阻塞。

〔容易阻塞的血管〕

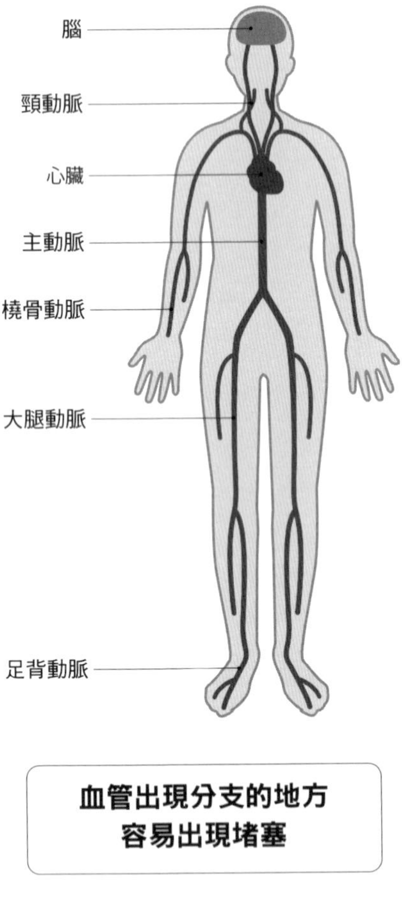

血管出現分支的地方
容易出現堵塞

血管力量變差後應該要注意的疾病

- 高血壓的人應該要注意會出現在主動脈的血管破裂所致疾病
- 高脂血症、高血壓的人應該要注意會出現在動脈、小動脈的血管阻塞所致疾病
- 日本人現在最應該要注意的生活習慣病是糖尿病

在我們沒發現時惡化！不可輕視的隱藏性初期症狀

我想，各位應該都知道，循環系統疾病的起因，幾乎都是由生活習慣病所引起的。**身體幾乎不會出現自覺症狀**，是這些疾病的可怕之處。即使有些病患在門診處被診斷出動脈硬化或高脂血症，但由於他們沒有感覺到實際的症狀，所以都不會認真地從生活習慣方面來改善。

雖然不覺得疼痛，但離重大疾病就只差一步之遙。這樣的事情並不罕見。為了避免最糟糕的情況發生，接下來我會列舉實際的例子來告訴各位，一旦血管力量變差後，會導致什麼樣的疾病。

請各位先了解這些會在我們未察覺時惡化的隱藏性初期症狀，然後確認自己是否有這些徵兆。

◉小腦梗塞

腦部血管阻塞稱為腦梗塞，血管破裂則稱為腦出血，而腦中風則是這兩種類型的總稱。每年約有１５０萬人的腦中風患者，其中腦梗塞的患者為１１２．９萬人。

小腦梗塞，是一種因血管內膜上的血栓或膽固醇的碎片阻塞在通往小腦的血管所引起的疾病。一旦小腦發生梗塞，就會失去平衡感。但由於老年人很少做需要平衡感的動作，像是爬樓梯、騎自行車等，所以**通常不會察覺輕微程度的小腦梗塞。**

順帶一提，許多人都以為腦梗塞是由腦部的血管疾病所造成的。實際上，**腦內血管阻塞所引起的腦梗塞只占整體的三分之一左右而已，其餘都是因心血管疾病所引起。**

這是因為血管或心臟內形成的血栓或粥狀瘤（沉澱在血管內膜上的膽固醇塊）會跑進腦中的大條血管中並造成阻塞。

＊早期發現小腦梗塞的隱藏性初期症狀！

□最近行走時經常絆倒
□無法用以往的速度上下樓梯
□騎自行車時不太容易維持平衡

◉心律不整

●心房顫動

竇房結（位於右心房附近，此部位負責如節律器一樣的工作）傳遞電流訊號後，右心房就會從全身、左心房就會從肺部吸取血液，將血液送往右心室或左心室。但有時心房的各處會出現異常的電流訊號，心房就像發生痙攣一樣地快速跳動。此種情況即為心房顫動。如果讓這樣的情況繼續下去，就很容易形成血栓。

絕大多數的心原性心肌梗塞，都是由心房顫動所引起。造成心房顫動的原因有**壓力、水分不足、不注重健康**。水分不足或不注重健康會造成血液混濁黏稠，所以會引起動脈硬化。

另外，壓力也會使腎上腺素分泌，使血管收縮、血流變差，造成血壓上升。一旦血壓上升就會使心臟內部的壓力（內壓）升高，因此容易引起心房顫動。

●心搏過緩（白天靜態時的脈搏在50／分以下）

心臟的冠狀動脈變窄，就會引起心絞痛。不過，不常活動身體的人並不需要那麼多的氧氣，所以並不會出現狹心症。取而代之的是神經出現異常。所謂的神經傳導即為電流傳遞訊號，心臟也是因心臟電流傳導系統這個電流傳導訊號而跳動。當脈搏減少時，刺激就會減少，電流的訊號便不容易傳遞。

另外，出現心臟肥大即代表心臟本身變得越來越大顆，因此電流的訊號無法完全傳達到心臟的肌肉。脈搏變得會出現漏拍，形成心搏過緩。此時心臟會緩慢地輸出血液，所以就沒有足夠的血量在體內進行循環。

●心搏過速（白天靜態時的脈搏達90／分以上）

當身體感到有壓力或是血壓上升時，心臟就必須送出更多的血液。如此一來，心臟就會出現心搏過速，以增加心跳的次數。原本一次最多可送出多達100ml左右的血液，減少至70ml左右。心臟白費力氣在跳動，輸出血液的效率變差了。結果，心臟就不得不增加更多跳動的次數。因為心臟的肌肉會越來越衰退，所以這樣的情況若是持續好幾年的話，就會形成心臟肥大。

●期外收縮（出現不規則的跳動）

如果心搏過緩，其他的內臟器官就會缺氧，而渴求得到更多的血液，於是心臟的跳動就變得不規律。這樣的現象會出現在心房，也會出現在心室。有時看心電圖，發現脈搏會變快也會變慢。這樣的情況稱為期外收縮的心律不整，屬於心搏過緩，同時也是心搏過速。

＊早期發現心律不整的隱藏性初期症狀！

□每周出現一次因壓力過大而暴飲暴食
□每天的水分攝取量少於一公升
□白天靜態時的脈搏在50／分以下（心搏過緩）
□白天靜態時的脈搏在90／分以上（心搏過速）
□測得的脈搏不規律（期外收縮）

◉心絞痛

心絞痛分為穩定型心絞痛及不穩定型心絞痛。穩定型心絞痛，指的是爬樓梯時必定會出現症狀等，是一種知道何種行動或狀況會造成症狀出現的病症。而不穩定型心絞痛，則是不知道何時會發生。

絕大多數造成心肌梗塞的形式，都是因心臟的血管漸漸地被堵塞住。而所謂的心絞痛，指的是冠狀動脈的血流因動脈硬化等原因而停滯，結果血液流不到心肌（心臟的肌肉缺血），因此**心絞痛又被認為是心肌梗塞的前兆**。

另外，有**許多病例都是病患沒有察覺到自己早已出現心絞痛**。結果，明明沒有心絞痛，卻引起急性心肌梗塞。

之所以會這樣，第一種型態是因為沒有察覺到動脈內的斑塊增厚，包覆著斑塊的被膜破裂後形成血栓，妨礙了血液的流動而引起心肌梗塞；第二種型態是冠狀動脈等心臟附近的血管出現動脈硬化，當突然進行激烈的運動時，末梢的血管會需要血液，結果心臟的血液不足而引起心肌梗塞。

●變異型心絞痛

冠狀動脈的肌肉發生痙攣，導致血液無法送往心臟的心絞痛稱為變異型心絞痛。這種疾病是因肌肉收縮導致血管變窄所造成的，並不是因為血管本身狹窄。

有些人的心臟血管天生就有流動異常的問題，必須接受血管重建手術。他們得接受冠狀動脈的心導管檢查，如果出現變異型心絞痛的話，醫生就會給予能使心臟不發生痙攣的藥物。盡量過著沒壓力的生

〔變異型心絞痛〕

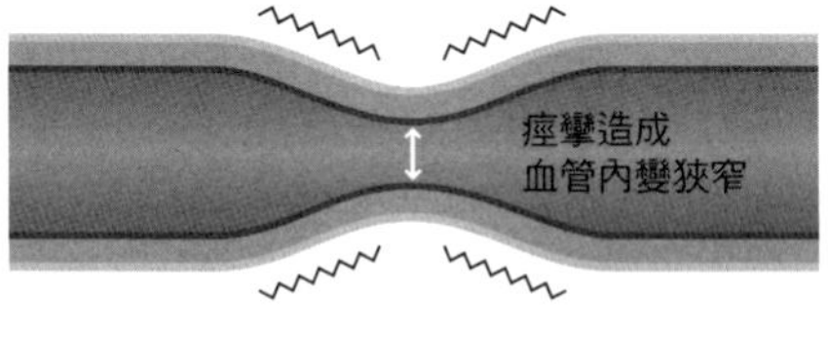

冠狀動脈的肌肉發生痙攣，造成血管內變狹窄

活，也是非常重要的一點。

◉微血管型心絞痛

是女性常見的心絞痛。雌激素具有使血管擴張的作用，女性不常發生心肌梗塞，正是因為有雌激素的分泌。但由於更年期導致賀爾蒙平衡被打亂，所以雌激素的分泌減少了，一旦血管收縮便引起微血管型心絞痛。

＊早期發現心絞痛的隱藏性初期症狀！

□ 有抽菸的習慣
□ 壓力過大，沒有運動的習慣
□ 飲食生活未改變，卻在最近的六個月內胖了兩公斤以上（心臟的跳動變差，導致代謝變差）
□ 曾出現大範圍的胸痛，且持續數分鐘

◉心臟增大（心臟變大顆）／心臟肥大（心臟的肌肉變厚）

一旦位於心臟出口的主動脈瓣膜發生閉鎖不全，由心臟擠壓至主動脈的血液就會回流至心臟，而心臟為了再將回流的血壓擠出，就會過度跳動。心臟肌肉的細胞不像骨骼肌肉一樣會再增生，所以心臟的肌肉使用到後來就會像氣球一樣被撐開、變薄，演變成心臟增大或心臟肥大。

心臟的肌肉幫浦作用無法正常地運作，因此血流不足造成心律不整，導致突然間失去意識或心跳停止。

＊早期發現心臟增大／心臟肥大的隱藏性初期症狀！

□ 六十歲之後，每年都有接受一次心臟超音波檢查（Echo）

□ 被診斷為糖尿病或是代謝症候群的人要特別注意

◉飯後高脂血症（脂質異常症）

健康檢查中的血液檢查項目並無異常，但是飯後進行血液檢查後，卻發現三酸甘油酯的數據異常導致脂質異常，這就是飯後高脂血症。負責分解三酸甘油酯的脂蛋白脂酶（LPL）的作用減弱，是造成飯後高脂血症的原因，另外也有先天性的飯後高脂血症（家族性高脂血症）。LPL是將三酸甘油酯分解成游離脂肪酸及甘油的一種酵素。飯後高脂血症有九成的原因在於飲食生活，所以可從飲食方面採取預防高脂血症的對策。

＊早期發現高脂血症的隱藏性初期症狀！

□ 幾乎不吃蔬菜，常吃油膩的食物

□ BMI（身體質量指數）超過25.0，符合肥胖的標準

□ 沒有運動的習慣

◉肺栓塞（經濟艙症候群）

血栓阻塞在肺部，即為肺栓塞。這也是一種會讓整個肺部出現功能不全的可怕疾病。來自頭部與上肢的血液，以及來自內臟與下肢的血液，會進到心臟的右心房。血液由右心房通過右心室，再從肺動脈流向左右兩邊的肺葉。當混濁黏稠的血液造成動脈硬化加劇時，靜脈內形成的血栓就會進到肺動脈而造成阻塞。

一旦出現肺動脈阻塞，便會導致肺功能變差，沒有足夠的氧氣能夠流遍全身。心臟為了要將血液送往肺動脈，所以會急速地收縮。右心室能夠耐受的壓力在50mmHg左右（左心室擠壓出的血液是流向動脈，所以可以耐受200mmHg左右的壓力）。當心臟一口氣收縮時，會使右心室的壓力達到100mmHg，因此造成右心室無法承受，而引起心肌缺血、心律不整，也有可能會造成心跳停止。至今為止，我也進行過數百場清除血栓的肺栓塞摘除手術。若病患不需進行緊急手術，則會給予t-PA這種能夠溶解血栓的藥物進行治療。

＊早期發現肺栓塞的隱藏性初期症狀！

- □ 一整天的時間大部分都坐著，幾乎沒有運動
- □ 呼吸困難，咳嗽不止
- □ 一天的水分攝取量在一公升以下

◉腎動脈狹窄

連接腎臟的血管一旦變狹窄，會造成血流減少，腎臟內的動脈壁細胞便會分泌出一種名為腎素的物質，並由腎素來活化被稱為血管收縮素的賀爾蒙。當腎臟查覺後，就會分泌出被稱為醛固酮的賀爾蒙，藉由增加血量來提高血壓。形成了一種全身血管收縮、血壓無法下降的疾病。

若是服用了數種降血壓的藥物後，血壓還是降不下來，就有可能是腎臟的血管變狹窄，所以必須接受精密的檢查。檢查方式為使用杜卜勒超音波檢查腎動

脈，或是血管造影（Angiography）檢查。

＊早期發現腎動脈狹窄的隱藏性初期症狀！

□五十歲之後突然出現高血壓

□服用了降血壓藥物，但血壓仍然未降

□接受腎動脈的杜卜勒超音波檢查

◉頸動脈狹窄

在68頁提到過，容易阻塞的血管固定為某幾條，頸動脈亦是其中一項。內頸動脈負責將血液輸送至腦部。一旦發生了內頸動脈阻塞，即使腦部的血流本身是正常的，還是會引起腦梗塞。在日本，內頸動脈狹窄或阻塞的病例也逐漸在增加。到前幾年為止，內頸動脈狹窄手術還是美國境內最常進行的手術，不過近年來改用支架治療頸動脈的狹窄部，進行手術的病例就減少了。

＊早期發現頸動脈狹窄的隱藏性初期症狀！

□接受頸動脈的超音波、杜卜勒超音波檢查。

◉下肢動脈阻塞性疾病

有時血栓也會阻塞末梢的血管，造成末梢血管梗塞。另外，也有一些案例是動脈硬化造成血管狹窄，使血液無法到達末梢。

有些人稍微走動就覺得腳痛到必須停下，稍作休息之後就又能再繼續前進。這樣的症狀被稱為間歇性跛行（英文稱櫥窗腿）。

由於足部血液不足，造成缺氧以及乳酸堆積，所以足部才會感到疼痛。歇息片刻後使血液再流到足部，改善這些相對應的問題後，雙腳就能再繼續行走。這樣的疾病稱為末梢血管的閉塞性動脈硬化。

可行走距離若少於兩百公尺，即代表病症相當嚴重，必須要接受手術。

＊早期發現下肢動脈阻塞性疾病的隱藏性初期症狀！

□以ＡＢＩ（Ankle Brachial Index）測量上、下肢的血壓差（０．９以下必須接受治療）

◉雷諾氏症

有的人明明平常測出來的腎上腺素不算多，但是一旦手碰到冰冷的水，手指很快就會變得蒼白、覺得寒冷。這種症狀名為雷諾氏症，是只有在寒冷時血液循環才會突然變差，進而引起末梢血管抽搐。大多都發生在自律神經失調的年輕女性身上。

＊早期發現雷諾氏症的隱藏性初期症狀！

□ 平時過度使用手指，如打字等

□ 皮膚的顏色會因冷水等因素而變得明顯蒼白、發紫、變紅

Column 移植後心臟是如何跳動的呢？

在心臟疾病中，除了有血管造成的心臟病之外，還有可能是因心臟瓣膜等構造受到細菌等感染而引起的心內膜炎，或者是心臟的膜狀組織受到細菌感染而引起發炎的心包膜炎等感染性疾病。

感染性的疾病要服用抗生素，最重要的是要注意生活中別出現蛀牙、中耳炎、膀胱炎等感染源頭。

因心內膜炎導致連心臟的肌肉也出現發炎時，就會演變成心肌炎。包含在德國動過的手術在內，目前為止我已進行過一千五百件以上的心臟移植手術，其中心肌炎的病例非常稀少，約為2%。大多數心臟移植的案例，都是由於心臟的肌肉變弱形成心臟肥大，心臟無法再發揮正常功能，所以才進行心臟移植手術。

細菌感染會造成心肌炎，代謝異常也會引起心肌炎。極少數引起心肌炎的原因，是由於蛋白質異常而無法生成足夠的心臟肌肉。有的人會因不明原因造成心肌炎，因而不得不反覆地定期進行心臟移植，此為特發性心肌炎。在日本，由於捐贈者（內臟器官提供者）的人數不多，所以心臟移植對象會限定在心肌炎的心臟病患。

順帶一提，移植心臟時也會接上連接心臟的血管（大動脈、上下大靜脈、肺動脈、肺靜脈）。不過，遍布在心臟的自律神經在切斷後則不予連接。即使沒有接上自律神經，心臟也能正常地跳動。

無關乎心臟，腸胃、肝臟、腎臟等所有的內臟器官，都是由腦部經由自律神經所運作的。同時，還有透過內分泌賀爾蒙作為另一條通道，來補充自律神經的作用。

雖然沒有接上自律神經，但只要接上血管讓血液流至心臟，心臟在幾分鐘後就會慢慢地跳動起來。此為腎上腺所分泌的腎上腺素等賀爾蒙的作用。

觀察進行移植手術數年、數十年的患者，就能夠清楚地了解心臟移植後的跳動與自律神經並無關係。

即使健康檢查結果都是A[註]，也不代表百分百的安心

註：日本健康檢查的結果判定中，A為正常無異狀

在公司上班的人，每年會接受一次公司的健康檢查。除了企業的健康檢查之

外，也有許多人是接受鄉鎮市區的健檢，透過這些檢查來掌握自己的健康狀態。

日本人很崇信健檢神話。只要在每年一次的健檢中沒看到異常，便篤信自己的身體是健康的。

「這是國家推的健康檢查，所以應該都包含了必要的項目吧」

「我既沒有生病，健康檢查也都沒有問題，這樣至少是健康的吧」

我覺得大家好像都會沉湎於這種安心感之中。有這樣的想法完全是天大的誤解。

就像是前面提過的飯後高脂血症的例子，還有像是必須在吞食鋇劑後照射大量的放射線所進行的透視檢查，能夠發現的就只有末期的癌症而已。若想要早期發現癌症，就必須要做內視鏡檢查。

而且，人們在做健康檢查的前幾天，就會突然開始關注自己的健康狀態，如果健檢出來的結果不錯的話，就會鬆一口氣。看得出來有不少人都是將一般健檢當成精神安定劑的替代品在利用。

「我想請南醫生幫我看診」

我會收到像這樣的聯繫，然後當我告知對方「請將之前的檢查結果帶來」時，有些人會帶來他們的血液檢查紀錄，並告訴我：「我從十五年前開始，每年都有做檢查。」然而，雖然他們在進行檢查時的飲食生活是正常的，但在那之前卻是過著不注重健康的生活，血管內早已到處都是斑塊了。像這樣的例子不勝枚舉。

結果，**最近的健康檢查明明都沒異狀，卻突然因心肌梗塞而倒下。**諸如此類的案例，是心臟手術室裡司空見慣的事。

我想要看的，是MRI或CT、超音波的檢查報告。已經知道病人的血管從十五年前就變窄了，所以只要現在的三酸甘油酯的數值也變高的話，就能知道大概已經出現了動脈硬化。腦部的動脈或大動脈若出現了初期的腫瘤，有時候過個幾年腫瘤就會變大到快要破裂的程度。

所謂的掌握健康狀態，指的是去接受醫生的診察，看自己身體的哪個部位出現了哪種疾病風險。膽固醇的數值較高時，你的心電圖檢查是正常的嗎？若是此時出現了心律不整，現在就必須要盡快處理才行。

說到心血管系統的相關檢查，在健康檢查方面有心電圖檢查、血液檢查、X光、血壓測量。

不過，腦部的血管只有進行MRI檢查，才能知曉是否出現動脈瘤、血管是否阻塞。心臟也是一樣，必須進行超音波檢查，才能知道血管壁是否肥厚、心臟的瓣膜是否閉鎖、血管內是否有出現血栓。

有些人「在進行全身性的健康檢查時會做CT檢查」，不過那項CT檢查卻未拍攝頭部至腳部。藉由接受全身的CT檢查，甚至連狹小的血管是否有異狀也都能夠掌握。

在北關東循環系統醫院，設立了全面性的心臟檢查這項特別的診察。要正確

〔全面性心臟檢查〕

①血液檢查	檢查膽固醇等代謝系統的數值，以及腎臟、肝臟的功能，與血液的營養、感染狀況
②胸部X光	掌握心臟的大小、形狀
③心電圖	檢查心臟的跳動，檢測心肌梗塞、心肌炎等疾病的風險
④運動心電圖	查看上下樓梯使心臟負擔增加時的心跳，檢查心律不整、心肌缺血、心臟衰竭
⑤心臟超音波檢查〔ECHO〕	呈現3D心臟影像，推算血液循環是否順暢、肌肉的肥厚狀況、心輸出量
⑥頸動脈／⑦下肢動脈超音波檢查、杜卜勒超音波檢查	查看容易阻塞的頸動脈、下肢動脈的動脈壁是否正常、是否出現血栓，確認腦梗塞的風險
⑧ABI檢測	測量上下肢的血壓差，檢查身體的上下左右是否出現動脈硬化
⑨PWV檢測	在四肢裝設感應器，測量心跳到達四肢的時間。可得知動脈硬化的程度
⑩眼底檢查	由視網膜的血管來測得動脈硬化的初期狀態。檢查杜卜勒超音波無法測得的微血管
⑪肺功能檢查	檢查肺容積與換氣功能。可得知肺結核、肺纖維化、氣喘等疾病
⑫全身CT檢查	查看全身CT影像（身體的剖面圖），檢查是否有狹窄的血管或動脈瘤
⑬心臟CT檢查	檢查冠狀動脈是否有在作用，此項CT檢查連一公釐粗的血管也能清楚看見
⑭心肌灌注掃瞄〔自費檢查項目〕	測量心臟有效活用血液的程度。心臟疑似缺血時會進行此項檢查

想要確認心臟的風險，就必須要進行十三項的檢查！

地掌握循環系統病患的風險，就必須接受以下十三項的檢查項目。

我希望各位能夠去做這樣的特定健檢，**六十歲以下每五年檢查一次，超過六十歲則二～三年檢查一次。**

超音波檢查或是CT檢查也都無法發現的小斑塊，確實是有可能一口氣變大。不過，每二～三年就有確實地做一次檢查的人，因腦梗塞或是心肌梗塞而猝死的案例非常稀少。

疾病並不會突然地出現。即使只是小小的症狀，也要去讓醫生診察是何處、何時出現了何樣的異狀，這是非常重要的一點。

為自己找一個Home doctor（家庭醫生）吧。因為，像是自己的身體狀態如何、出現了什麼樣的問題等，醫生都會隨著身體的健康狀況，記錄下所有變化。

若是不方便接受特定健檢，也可參考自己的家族病史、過往病史等等，請家庭醫生判斷哪些可能是高風險的項目，進行重點檢查。這樣也是一個好方法。

Column 人類與動物的心臟有不一樣的地方嗎？

在日文中，突然間死亡稱為「頓死」（猝死），意思是「頓に（突然間）」，與豬（日文與頓同音）突然發生心肌梗塞這件事並沒有關聯。

豬的心臟肌肉非常地厚實，因此內腔（心臟內的空間）變得很狹窄。只要受到驚嚇或者是興奮的話，心率就會急速地上升，心臟輸出的血量趕不上心率，使得血液無法充分地回流至心肌。便會因所謂的心肌梗塞或是心室顫動而猝死。

人類與動物的心臟有不一樣的地方嗎？

就脊椎動物這一大分類而言，動物的心臟與人類有不同之處。在脊椎動物中，魚類為一心房一心室，兩棲、爬蟲類為兩心房一心室，鳥類、哺乳動物為兩心房兩心室。

越演化至後者，氧氣與二氧化碳的交換效率就能越好。這是由於棲息地從水中移至陸地上，所以心臟也跟著改變的緣故。

讓我們來了解正確藥物的效果

到目前為止，我們已經看了各式各樣的症狀。在本章節的最後，我要針對循環系統疾病中使用到的各式藥物，說明這些藥物的特徵。

世上充滿了各式各樣和藥物相關的資訊，有人推出了特效藥，也有人主張不可使用藥物。

身為一個學習西方醫學的人，我不會去否定藥物的效果。不過，我認為不論是誰，都應該打造出一個不依賴藥物的健康身體。

並不能因為是醫生開的藥，所以就可以放心地服用，而是要請各位確實理解藥物的作用與副作用之後，再來服用。

實際上，有一些病患聽了醫生建議，將醫生開的藥物照單全收，吃了好幾十種的藥之後卻全然沒有改善身體的健康狀況。在指點他們如何改善生活習慣後，他們便漸漸地減少服用的藥物。

原則上，我認為**循環系統疾病的藥物，一切的目的都是為了改善血液循環。**請各位要理解，這些藥物的目的並不是在於修復血管、提高血液品質，而是要透過抑制某些物質、作用，間接地使血液的流動變得順暢，讓血液變得清澈乾淨。

藥物並不能使你變得健康，而是在抑制身體的不適。讓我們透過下一章節所述的健康法，盡可能靠自己的努力來獲得健康吧。

◉腦部用藥

＊腦梗塞的特效藥t－PA（tissue Plasminogen Activator）

名為纖維蛋白溶酶原的蛋白質會經由酵素，變成一種叫做纖維蛋白溶解酶的蛋白質分解酵素。纖維蛋白溶解酶具有溶解血栓的作用。而開發出的藥物即為t－PA。以靜脈注射的方式給予t－PA，即可溶解血栓，使血液能夠再次流動。

t－PA雖然也被稱為腦梗塞的特效藥，但在一些案例中，**在腦梗塞超過三小時以上時給予t－PA卻造成了大量出血**。這是因為一旦發生了腦梗塞，細胞就會開始壞死。若此時再使用t－PA的話，反而會擴大出血的情況。

◉心臟用藥

＊β阻斷劑（使心搏變緩）

心臟交感神經的受體（接受刺激的接收器）被稱為β受體。阻斷β受體的藥物即為β阻斷劑。藉由阻斷交感神經的受體，使副交感神經相對處於優勢，以改善血流。

不過，過度使用β阻斷劑會造成心跳變遲鈍，最後引起心臟麻痺。例如，當出現心臟衰竭等心臟功能衰退的情況時，心臟會為了輸出血液而加速跳動。但此時若是給予了β阻斷劑，心臟的跳動就會減緩，而無法再送出充足的血液。**出現心臟衰竭、心跳過緩時，不可使用此藥物。**

＊強心劑

這是一種使用毛地黃屬植物的花草，所開發出的歷史悠久的藥物。心房激烈跳動就會讓心室的收縮也跟著變快。此種藥物的作用能夠藉由抑制心房與心室之間的刺激傳遞速度，使心室的收縮變緩慢。

由於體內循環的血量為固定的，所以當心跳數減少時，一次的心輸出量就會變多。

＊阿斯匹靈（抗血小板製劑）

原本被開發為頭痛藥的阿斯匹靈，由於其作用能抑制凝固血液的血小板，因此被當作是可使血液清澈的藥物使用。

＊華法林（抗凝血劑）

血液中的許多因子都必須要有維生素K才能作用，使血液凝固。讓這些因子無法使用維生素K的藥物正是華法林。

出現心房顫動、裝設人工瓣膜時，必定會開立此藥物。

這是因為人工瓣膜容易形成血栓。最近，也開發出可抑制凝血因子本身的普栓達（凝血酶抑制劑）與拜瑞妥（Xa因子抑制劑）的抗凝血藥物。

＊來適泄、安達通（利尿劑）

心跳變弱時，脈搏的血壓就會下降。即使血量正常，血液也無法流經身體各個角落，由腎臟排泄出的尿量也會減少。結果，在體內循環的血量增加了，所以心臟輸出血液的力量就會變得越來越微弱。使用利尿劑的目的，即是為了切斷這樣的惡性循環。

＊ARB（Angiotensin II Receptor Blockers）

此藥物可使腎上腺停止分泌會造成血壓升高的激素——血管收縮素／腎素，其降血壓的效果備受期待。

＊鈣離子通道阻斷劑

血管會因鈣離子而受到刺激，此藥物能阻斷鈣離子，使血壓下降。

＊ACE抑制劑

可抑制乙醯膽鹼酯酶，此藥物可減弱血管的收縮力道。

Column 提神藥物或營養飲有效嗎？

渾身發懶、沉重、疲倦……。像這種時候，我們就會把手伸向那些稱為營養飲品或是能量飲料的東西。

實際喝了這些飲品之後，會覺得腦袋好像變得清晰，感覺有力氣了。看得出來有些人會因為這樣的效果，在桌子的抽屜、家裡的冰箱裡，常備著一大堆中意的飲料。

營養飲料中含有安非他命，是其中一種腎上腺素。血管在安非他命的作用之下會收縮，能使血壓瞬間上升，因此血液會進到腦部，使腦部變得清晰。

也就是說，這是一種強制使身體感到興奮的物質。對血管與心臟會造成負擔，所以**反而對身體不好**。

像強心劑這樣含有擴張血管成分的藥物則另當別論，這種藥物能夠有效改善血流。

「好睏，腦袋已經累了」的時候，是腦部或腳部正處於缺氧的狀態中。由於用腦過度或是身體過度操勞，因此乳酸堆積在血液之中，使得血流變差，氧氣便無法運送到每一個角落。

雖然提神藥物能讓身體瞬間覺得清爽俐落，但是幾乎沒任何功效，僅會帶來負面的影響。

比起服用這些飲料，不如慢慢散個步、運動一下，只要讓血流變順暢，就能夠消除身體的倦怠感。

不吃藥比較好！

方便好用的藥物不斷推陳出新，但另一方面，**一旦依賴藥物，身體就會變得虛弱**。

現在的人氣話題，是當胃部等黏膜系統受傷時，可以抑制發炎、舒緩疼痛的LOXONIN止痛藥。只是，使用藥物來抑制發炎的話，原本應該要引起發炎的白血球，就會覺得它的作用可有可無。

如此一來，自體免疫就會逐漸地變差，罹患感染性疾病的風險就會增加。免疫力會下降，可以說是藥物所造成的。

感冒時吃感冒藥，的確能夠鎮熱解痛。不過，身體並沒有痊癒。直白地說，身體所需要的就是休養。保持身體的溫度來讓身體流汗，將體內的熱度散發出來。只要攝取充足的水分並睡個覺，通常二～三天就能痊癒。

感冒久病不癒的人，都是因為過著不規律的生活、不注重身體健康，而且還常吃會造成身體氧化的食物。

當然了，對於有動脈硬化、血壓偏高的人來說，除了給予降血壓藥之外，給予他們能使血液變乾淨的藥物會是比較好的做法。這是因為動脈硬化不可能像感冒可以馬上痊癒，首要面對的課題，就是讓動脈硬化不要再惡化。

身體會逐漸地衰老。過了二十歲之後，血管就會開始變硬。這是生命裡不可抗拒的過程。

不過，血管年齡與實際年齡並非成正比，像我這樣就算七十歲了，也一樣可以打造出幾乎沒有動脈硬化的身體。透過生活習慣，**就有可能獲得比實際年齡還要年輕的身體。**

已經在服用藥物的人也一樣辦得到。例如，醫生會開華法林給心房顫動的患者。假如壓力減輕了，心臟的跳動變得正常規律，就不需要再開立此種藥物給病患了。

另外，即使動脈硬化變嚴重了，但只要透過運動及改善飲食生活，讓L／H比回到正常的數值，斑塊也有可能會減少。

自律神經左右著免疫力。只要控制好自律神經，提高自律神經的臨界值，自體免疫力就會提升，也就不容易得到各種會演變成癌症的疾病。

不論是誰都能努力減少藥物的用量。而且，不論從何時開始，都能看到不錯的成效。

別再說「因為醫生要我吃這個藥」這種藉口了，讓我們從現在就開始過著提高自體免疫力的生活吧。

第三章

發揮年老的好處
自然地強化血管

使血管一口氣重返青春的三大支柱

疾病大致上區分成兩種。一種是身體的畸形、遺傳／染色體異常（唐氏症、色盲）等先天性疾病，另一種是糖尿病、高血壓、癌症、心肌梗塞、腦梗塞等後天性疾病。**九成的後天性疾病導因於生活習慣病。**

因血管力量變弱而形成的疾病會在不知不覺之中出現。那麼，我們應該要如何預防才好呢？讓血管越老越強壯的健康法，是由三大支柱在支撐。

前幾天，某位病患問我這樣的問題。

「如果像熊進入冬眠一樣，讓心臟停止作用，完全靜止不動，這樣做好嗎？」

我詢問了大家保養心臟、血管的方式，大多數人的回答都是休息。比起過度運動，不運動確實是對心臟比較好。活到九十歲的英國前首相邱吉爾曾公開表示：「運動會縮短壽命。」

但是，我覺得遺傳因素應該也對壽命造成不小的影響。適度運動的話，或許還能活到一百二十歲。

實際上，這世上存在著長壽DNA（Sirtuin基因），有些家族常被人說「他們家的人都很長壽」。這是因為這個家族血統的人不容易生病。

換個方向思考的話，很容易就能理解這件事。例如，馬凡氏症候群是一種先天性的疾病，因遺傳造成蛋白質製造不足，使結締組織變得較為薄弱。一旦罹患這種疾病，血管的中膜會變得脆弱易碎，容易引起解離，因此瓣膜在血液流進來的時候不容易閉上。

一旦心臟的瓣膜沒有閉上，就會造成血液逆流，引起動脈瓣膜閉鎖不全。有位男性雖然才二十七歲，但已經動過四次動脈瓣膜閉鎖不全的手術。其兄長也在三十歲時動了兩次同樣的手術。

為了不讓心臟停止跳動這種事發生，所以血管也會一直將血液送往心臟。即使天生就脆弱易碎，即使容易就發生解離，也無法讓血管休息一下。

要提高血管力量，首先最重要的一件事，就是要了解血管是有首領的。那個首領就是心臟。透過**保養心臟，讓掌管血流的心臟有規律地跳動**，這麼做也能提高血管的力量。第一根支柱就是**「運動」**。例如，慢跑之後會使心跳加快。心臟的血液輸出量增加，血管也會為了將血液送到肌肉而進行擠乳作用，因此心臟與血管都能夠受到鍛鍊。

不過，並不是隨隨便便地運動就好了。一步步慢慢走也不行，太過激烈的運動反而也會造成心臟的負擔。有動脈硬化的人還可能有血管破裂的風險。嚴苛的訓練會取人性命。**知道對身體最有效的運動方式**才是最重要的。

而且，只要能夠改變想法，覺得「活動身體令人快樂！」，那我們就會習慣去運動。例如：健走會讓身體流汗，讓人感到非常痛快。這就是因為副交感神經緊接在交感神經之後產生作用。

只要進行**可控制自律神經並刺激副交感神經的運動**，比起「好累」、「好辛苦」這種感覺，將會萌發出更多「開心」、「舒服」的感覺，連沒有運動習慣的人也會開始覺得活動身體是一件令人愉悅的事。

另外，因為血管在肌肉之中，所以肌肉放鬆之後，血管也會自然地變得更容易產生擠乳作用。所以身體柔軟的人，血管也會是柔軟的。我也會介紹**以按摩、伸展操等等的外在刺激，來改善血流、使血管重返年輕的方法。**

活力的真面目是自律神經？

強化血管的第二根支柱，是**提高自律神經的臨界值**。這麼做，便能夠**調養血管本身**。

動脈承受著來自心臟的跳動，血管本身就像產生波動一般起伏著運作，使血液流動（脈動流）。由於靜脈內部並無肌肉層，所以血液的流量與流速是一定的（穩定流）。

因為有脈動流，所以為血管帶來了好的影響。由於血液在血管中跳動著，因此血管就更能將血液送到各個組織。除此之外，血液的流動也能保持血管的柔軟度，達到預防動脈硬化的效

〔脈動流〕　〔穩定流〕

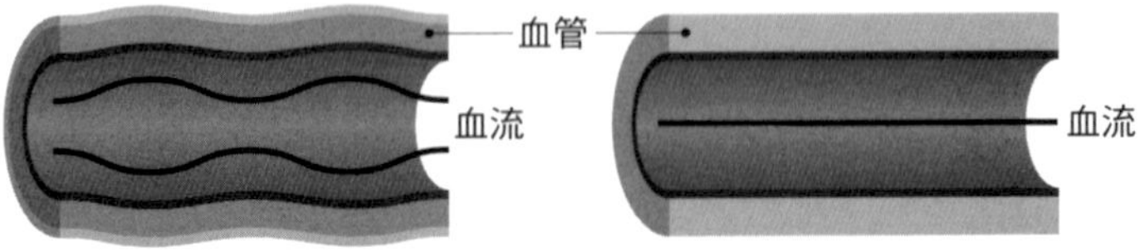

果。

一旦形成動脈硬化，就會造成血壓上升，也會對心臟造成負擔。因此**保養血管也就是在保養心臟**。

我在德國時進行的主要研究主題中有一項實驗，這一項實驗也撰寫成了論文。這是在小狗身上裝設人工心肺裝置的實驗，透過誘導心室顫動使心臟停止輸出血液，強制地將驅動幫浦由動脈流切換成穩定流。結果我們得知：雖然流動的血量相等，但血液卻無法到達組織。

一旦切換成穩定流，位於頸動脈的受體就會通過交感神經向大腦發送出心臟停止的訊息。結果，交感神經受到刺激，使腎上腺分泌腎上腺素，瞬間收縮血管。這是利用賀爾蒙的作用，來讓血管產生收縮。**也就是說，一旦脈壓差變小，血管就會逐漸地變硬。**

收縮血管、放鬆血管，再收縮血管、再放鬆血管。就是透過這樣的循環來維持脈動流。交感神經負責使血管收縮，而副交感神經則是讓血管擴張。透過鍛鍊所謂的自律神經，就能夠維持脈動流。

培養起以**「感動」**為題的生活習慣吧！將這樣的生活習慣作為鍛鍊自律神經的方法。人生經驗豐富的老年期，會變得更能夠受到深刻的感動。這就是讓血管越老越強壯的健康法。

最後一根支柱是**「飲食法」**。如同我前面提過的，要讓身體製造出少醣類及少膽固醇的清澈血液，使血管壁不會受到傷害。注意做到這一點，就能夠維持血管的力量。

許多人都會說「控制飲食真的好難啊」。上街逛逛，到處都是美味的食物；看個電視，就看到節目在介紹美食店家或是名產。對於這些事物已習以為常的我們來說，拒絕這些誘惑是最難做到的一件事。無論再怎麼做，還是會被甜食、油膩的食物或味道濃郁的食物給迷住了。

要說為何改變不了飲食習慣，那是因為沒有改變對於飲食的印象。人的嗜好是依想法而定。

當我們吃了某樣東西後，就會留下「好好吃啊！」的記憶。「好好吃啊！」的記憶就是副交感神經作用的證據。

驅使副交感神經作用的記憶，會通過海馬體將訊號傳到前額葉。這樣的記憶不同於單純體驗時的記憶，而是會更容易留在腦海裡。因此，當我們看見好吃的東西時，就會想要再吃一次。

只要能夠了解這個原理，就能改變我們的嗜好。我將為各位介紹，**如何控制自律神經，且不必強迫改變嗜好的飲食法**。

如果說「吃這個就好」的話，那就會只吃這個食物，造成營養失衡。所以在接下來的敘述中，不會聚焦在單一食材上，而是要知道提升血管能力的飲食方向，將焦點放在如何做才能改變我們的嗜好。

在日常生活中對於「**運動**」、「**感動**」、「**飲食**」有所意識，那麼不論從幾歲開始做起，都能夠使血管重返年輕。

提升血管能力的要點

- 藉由保養心臟的運動來改善血液循環
- 領略感動的心情，鍛鍊自律神經來保持血管的柔軟度
- 知道能創造出不老血管的食物

血流UP！讓血管重返年輕，有益心臟的運動法

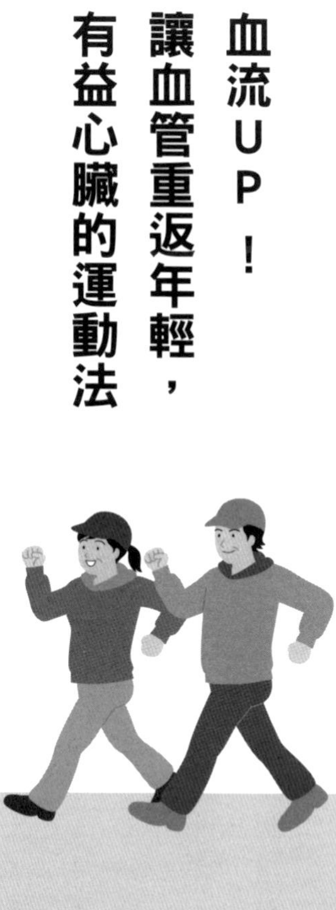

為了進行有效的運動，先來了解心臟的年齡吧

或許是因為想變得健康吧，經常能在路上看見有人在跑步。當我看見這些人一邊揮灑汗水，一邊氣喘吁吁地激烈跑步時，我都會感到有些擔心：這是對心臟造成了多大的負擔啊。

運動過度會在不知不覺中造成心臟肥大，或造成心臟的心律不整等問題。在多肥胖人口的歐美國家有句話說「Running to Death（奔向死亡）」，如同這句話所說，激烈的運動就等同於自殺行為。

所謂的適度運動，指的是活動身體時不造成心臟負擔，也就是所謂的**有氧運動，這正是使血管重返年輕的關鍵點。**

雖然是輕微的運動，但呼吸時的氧氣量與二氧化碳量是相等的。不過當運動變得激烈時，二氧化碳量就會超過氧氣量，形成無氧狀態。有氧運動與無氧運動的分水嶺被稱為無氧閾值（ＡＴ：Anaerobic Threshold）。只要知道了ＡＴ，就會知道哪個程度的運動負荷還在有氧運動的範圍內。

進行心肺運動功能測試（ＣＰＸ：Cardio Pulmonary Exercise test）可準確地得知ＡＴ。這項檢查要戴上面罩一邊運動，一邊測量呼吸中的氧氣量、二氧化碳量。可得知心肺功能如何、自己的心臟與肺部的年齡。

也可以使用以下的算式，大致推算出有氧運動的範圍。

上限：（２２０－年齡）×０．７５（75％）
下限：（２２０－年齡）×０．６（60％）

〔心肺運動功能測試（CPX）〕

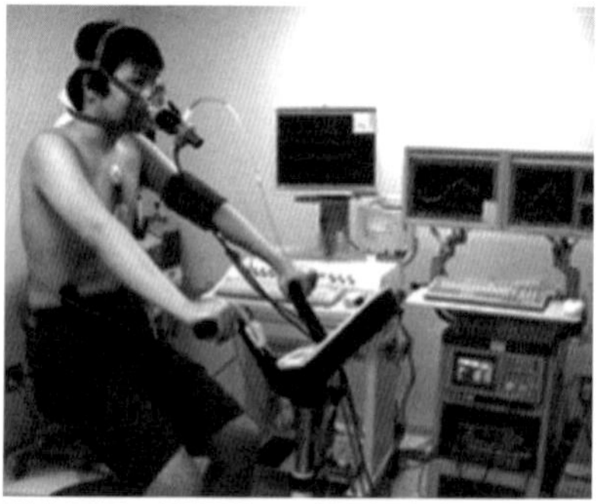

戴上面罩一邊運動，一邊測量氧氣量、二氧化碳量，由此可準確得知心肺功能

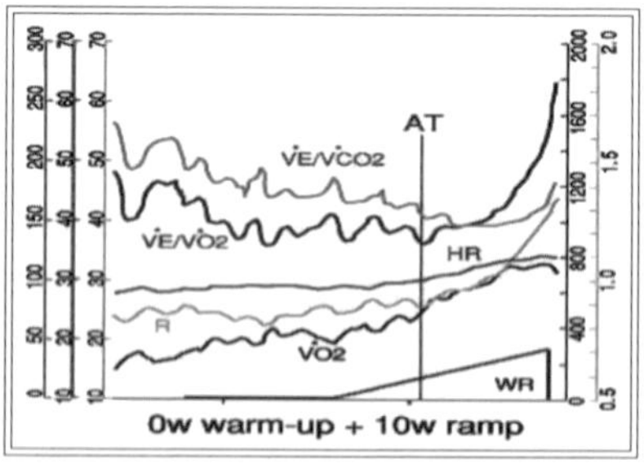

AT：無氧閾值、VE/VCO2：二氧化碳換氣當量
VE/VO2：氧換氣當量、HR：心跳數

有氧運動的目標心率（每分鐘的跳動次數）

80 歲	84 ～ 105
70 歲	90 ～ 113
60 歲	96 ～ 120
50 歲	102 ～ 128
40 歲	108 ～ 135

養護心臟的運動法Power Walking（健走）

雖說在有氧運動的範圍內做運動是一件好事，但對於原本就沒有運動習慣的人而言，運動本身就是痛苦的。

一個之前完全沒運動的人，若要在一夕之間就達到理想的運動量的話，那就會造成很大的壓力。剛開始運動的時候，可以讓身體活動到覺得舒適的程度就好。試著稍微走一下，就能感受得到舒爽感。將這樣的記憶留下，然後再去運動一下。當我們試著再運動一下時，就會因為這樣反覆地進行，而在不知不覺間自然地想讓身體活動起來。

一開始先試試看十五分鐘左右的散步。於是「下次走三十分鐘吧」、「今天一定要走一個小時」，就會逐漸養成習慣。

如果運動會造成身體不舒服，那就暗示著這項運動對身體太過嚴苛。放慢速度或是休息一下都不打緊，但請各位別中斷運動。最重要的，就是要試著走出戶外、試著去走路，那怕是一會兒也好。絕對要讓身體活動起來，**並要持之以恆這樣的行動。**

另外，若是要提高運動的意願，**消除生活中的壓力**也是非常重要。像是日常生活中因工作或家事等累積了壓力，就會沒有心情去運動。

這種時候，就先聽個音樂或是看本書之類的，一邊做自己喜歡的事情，一邊放鬆，領略一下「心情真好」的感覺吧。此時副交感神經會產生作用，慢慢地就會讓人想要去運動。

我經常會看我喜歡的高爾夫球或網球的電視直播。雖然還不至於手掌心都冒汗，不過脈搏還是會從每分鐘70下上升到了每分鐘１００下左右。然後，我就會開始想要試著來動一動身體。

別一開始就想著要打網球、去游泳或是去爬山。別光想著運動負荷，先讓自己動起來。等到身體習慣活動之後，就可以稍微增加一些運動負荷。等到運動的習慣建立起來之後，就可以真正地增加運動負荷。

這是能夠持之以恆做運動的祕訣，而能順利地實行這一個祕訣的，就是**健走**。罹患心臟病且成功進行心臟移植手術的前競走金牌得主Hartwig Gauder曾提出一套健走法，我在這項健走法又加上了醫學的觀點，提出**一套能夠有效地保養心臟，並正確使用骨骼，以及提升代謝的走路方式**。

這個走路方式的重點在於「心率」及「以腳後跟著地的行走法」。先走一會兒之後測量脈搏，然後依目標心率來健走，透過這樣的做法就會是最適合身體的有氧運動。**比起強迫自己走路，依目標心率來行走則更能提升代謝，並有效率地燃燒脂肪。**

而且，這樣做**也能百分之百吸入身體所需的氧氣，因此心臟也不會勉強地跳動。**

此外，比起使用整個腳掌著地，藉由從腳後跟著地，就能讓被稱為第二心臟的**小腿肚的運動量增加**。小腿肚會對靜脈進行擠乳作用，便可輔助心臟約10%～20%。當然，**心臟的負擔也就減輕了。**

目前為止，在德國與日本已有數千人實踐健行，並且有顯著的成效。

「改善血液循環，新陳代謝變好了」（63歲，男性）

「我以前沒有運動的習慣，但在不造成壓力的範圍內，舒適自然地持續運動，就會讓身體流出汗來」（67歲，女性）

「逼近九十公斤的體重少了十四公斤，血壓也下降了。」（61歲，男性）

特別是在長野縣的小布施市與群馬縣的涉川市，市長還親自引進這套健走法，推廣至整個城市。

我們經常說，每天目標走一萬步，就能讓身體更健康。不過，**健走並沒有很注重行走的步數或距離。最重要的是脈搏**。例如：健走三十分鐘後，脈搏已增加至一百二十下，不過再持續走下去的話，脈搏的上升速度就減緩了。此即意味著腿部肌肉發達，使下肢的血液循

〔健走〕

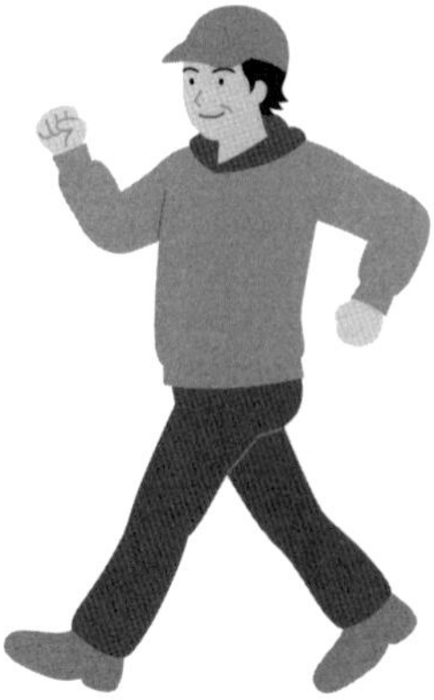

❶ 比平常行走的速度快1.5倍

❷ 姿勢要端正，輕握拳頭，手肘彎曲呈九十度

❸ 以腳跟先著地，再至整個腳掌

環變好。可說是運動的容許量增加了。

所以，即使自己覺得「現在已經可以走三十分鐘了」，但和身體不累的那天相比，在身體疲累那天的脈搏反而是急速地上升了。一旦不小心超過了有氧運動的範圍，**越是想著對身體健康而運動得越多的話，實際上非常有可能會對心臟造成負擔**。為了保持適當的脈搏，當各位在健走時請要注意下列的事項。

▼維持目標心率的重點

- 健走十五分鐘後，要停下腳步來測量脈搏
- 測量十秒鐘的脈搏，為原本的六倍快即可
- 超過目標心率的話，就要放慢行走速度
- 低於目標心率的話，就要提高行走速度

若想要養成運動的習慣，首先**要先決定時間**。如果你有「今天能走六十分鐘」這樣的時間，就可以先健走十五分鐘，等到目標心率到達上限時，就從容地再繼續健走十五分鐘，讓脈搏不要超過目標心率的上限。然後再測量一次脈搏，若脈搏逐漸平復的話，就要提高行走的速度。如果不小心超過有氧運動的臨界值，就要放慢速度，等待脈搏變緩。重複進行這樣的運動。

每周二～三次的運動時間是最理想的。會這麼說，是因為沒有維持一定程度的運動的話，效果就會越來越差。

不過，即使各位下定決心要每天運動，也請各位別忘了目標心率這件事。要是勉強自己去運動的話，反而會給心臟造成負擔。

在目標心率的範圍內持續運動自始至終都是非常重要的一件事。以安全的脈搏來活動身體，讓身體感到舒服，就能確實地感受到這樣活動身體就是一定程度的運動。不勉強也不鬆懈，適度地活動身體是一件非常重要的事。

高血壓的人應該要注意的運動法

所謂的血壓，就是血流除以血管直徑後所得到的數值。一旦形成動脈硬化，血管的內腔就會變小，使收縮壓升高，即為高血壓。由於心臟不得不擠壓出相對應分量的血液，因此稍微運動一下就會使血壓上升，呼吸變得急促而氣喘吁吁。

來自門診的一位七十多歲的女士表示：「我做了有氧運動，脈搏卻連九十都不到。可是我還是覺得身體很累。」

詳細詢問後才發現，這位女士從三十年前便因高血壓在服用β阻斷劑（心搏過快的藥）。服用降血壓的藥物，脈搏當然會上不去。因為血壓上不去而過度運動，就會形成無氧狀態，長期下來恐怕會造成心臟病。

對於血壓較高而造成心臟負擔的人而言，服用β阻斷劑是必要的。所以**對於高血壓的人或是正在服用降血壓藥物的人來說，運動時只要以目標心率的下限為有氧運動的臨界值即可。**這樣可以保養心臟，同時也能讓身體慢慢地習慣運動。**透過運動可形成新生的血管（側枝循環），讓血液循環變好。**運動容許量也會提高，也減少心臟的負擔。所以就算有高血壓，還是要去運動才會有益身體健康。

正確的血壓測量方式

人類會分泌腎上腺素，使血管收縮，因而甦醒過來。不論是誰，早上時的血壓都會比較高。晚上則是因為副交感神經處於優勢，身體切換成休息模式，所以血壓也就降低。

〔正確的血壓測量方式〕

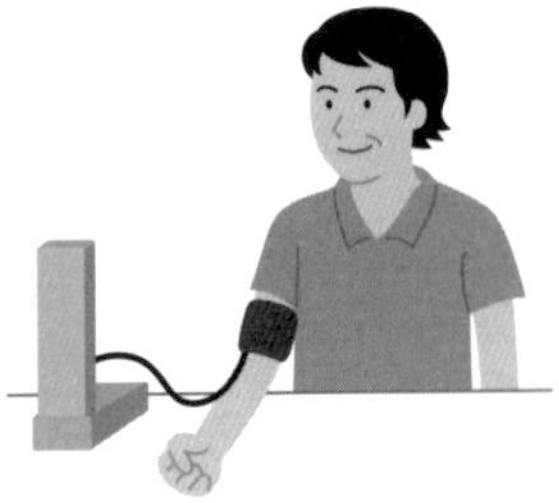

◎ 每天的血壓都在改變，所以要每天測量

◎ 早晚各測量一次（早上的血壓比傍晚的血壓高，是因為甦醒的同時會分泌出腎上腺素，而使末梢血管收縮）

◎ 避免在飲酒後、洗澡後當下測量（血管會擴張造成血壓降低）

◎ 由於血壓容易受到情緒影響，所以請在放鬆的環境下測量

〔高血壓的診斷及分類〕＊根據日本高血壓學會　高血壓治療方針2014

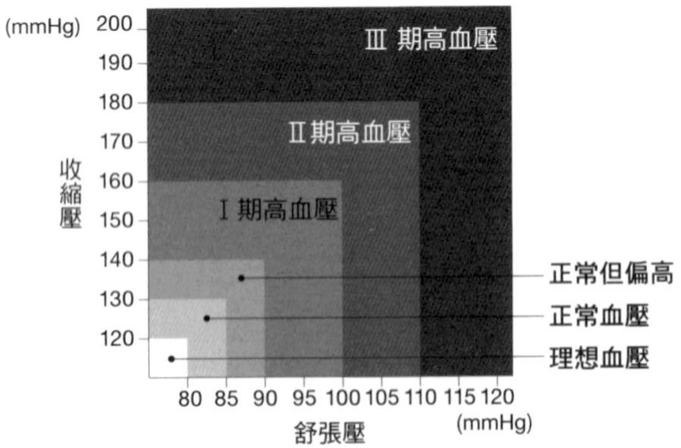

基本上，**血壓以早上測的數據為基準**。血壓若為200mmHg，很明顯就是高血壓。但如果是老年人的話，就算血壓高到150mmHg，也不必要為此感到擔心。只要晚上的血壓是正常值120mmHg的話，就代表沒有問題。

也就是說，**要早晚各測量一次血壓**。兩者的血壓差距即代表血管的柔軟度。早上血壓為140mmHg，晚上的血壓也是140mmHg的人，可能已經形成動脈硬化，或是自律神經的調節失效，因此必須要接受治療。

讓血管重返年輕的物質——一氧化氮（NO）

上壓（收縮壓）與下壓（舒張壓）之間的差即為脈壓差。**由於脈壓差越大越容易形成脈動流，因此對血管而言是一件好事**。

為何脈壓差變大是一件好事呢？

在脈動流中，血液是如波動般上下起伏地在流動。透過這樣的波動，位於血管內膜上的內皮細胞便會受到刺激，增加**一氧化氮**。已經得知在血管內皮上，有一種稱為內皮素的物質，這種物質具有收縮血管的作用。

一氧化氮會抵抗內皮素，具有**預防血管內低密度脂蛋白膽固醇的沉積或氧化，以及預防動脈硬化的作用。**

而且，**一氧化氮也會使血管中膜（肌肉層）擴張，所以能擴張血管，使血液循環變好。**

一旦血流及脈壓差沒保持正常的話，一氧化氮便會減少，使血管變得狹窄。特別是像冠狀動脈這種小條血管的狹窄結構，其中可能也有一氧化氮的作用。

運動本身會帶給血管好的影響。因為可以讓血液循環變好，使收縮壓變高，舒張壓下降。脈壓差則會從平常的50mmHg左右提高至70mmHg。

一旦運動就會分泌出腎上腺素，末梢血管便會收縮並增加相應分量的乳酸，造成肌肉氧化。一氧化氮同樣也可以預防肌肉氧化。**一氧化氮不僅可以使肌肉保持柔軟，也能夠預防氧化，因此在美容方面的效果也備受期待**。

想要知道血液有沒有流到末梢，可以使用一個自己也能輕鬆辦到的方法。

請各位打開一下手掌。若手掌心紅潤的話，便知道血液有充分地流到末梢。若手掌心泛白的人，則是血液停滯。

若想要知道得更詳細，可以利用前面提過的檢查末梢動脈疾病的ＡＢＩ檢測，或是現在也有可以測量血液是否有流至微血管的檢查項目。

想要改善末梢的血液循環，那就來做做**手指按摩**吧。這是發想自東方醫學的最新保養法。

一旦血液末流經至身體各個角落，西醫的做法是會促使心臟跳動，以增加血液量。另一方面，東方醫學則是會設法來活絡末梢血管。

每隻手指各搓揉十秒鐘後，重複再做一次。手會漸漸地溫熱起來。將每隻手指都搓揉之後，再轉動手腕。因為這樣做會刺激微血管並改善血流，所以不只是手可以這樣搓揉，當發現腳趾血流不順時也可以搓揉一下腳趾。

〔手指按摩〕

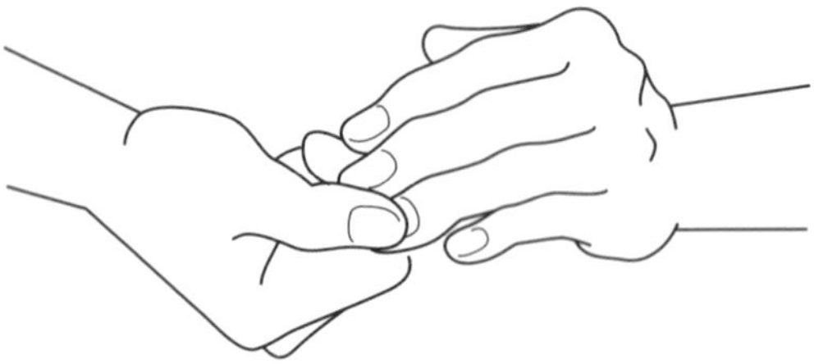

❶ 每隻手指的指尖都搓揉十秒。再重複一次

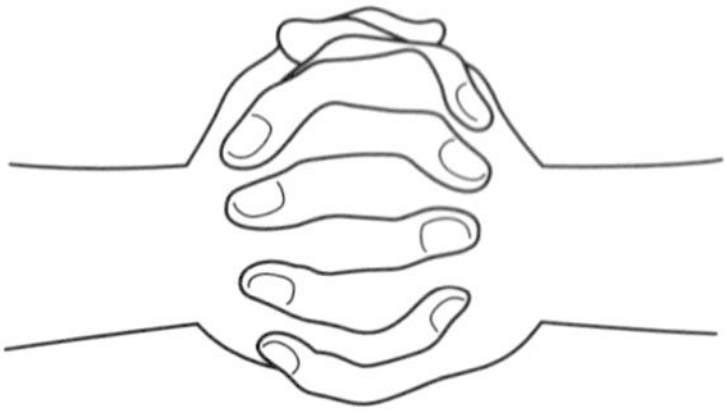

❷ 十指緊扣，轉動手腕

改善末梢血流

靠伸展操也能讓血管變軟！

有件事意外地鮮為人知，那就是**身體僵硬的人會形成動脈硬化**。血管的中膜是由肌肉所形成的，所以只要肌肉保持柔軟，就能提升血管的彈性。血管本身也會比較容易進行擠乳作用，以維持其柔軟度。

由於每個人經常使用到的部位都不一樣，因此最適合的伸展操也都因人而異。因為手術的關係，所以我經常一站就是好幾個小時，使得身體的姿勢變得不正確，對腰部及背部都造成了負擔。

於是，每天晚上我都會站在伸展板上面拉筋伸展，以保持肌肉的柔軟度，並注意不要讓身體的姿勢跑位。如果是在百貨公司或販售健身器材的店面購買伸展板，大約要花五千日幣左右。我主要都是以上半身、下半身及軀幹的肌肉為伸展的重點部位。

來伸展身體吧，將身體伸展到覺得舒服的程度，每一個動作大約做個二十秒，伸展時別忍著疼痛還勉強地拉伸身體或是硬撐。像是不使用伸展板的床上運動，或是將手臂或手腕緊貼在牆壁上伸展身體，這些動作也一併做的話，對身體會是很不錯的。

提高血管力量的重點

- 在目標心率的範圍內運動
- 每天早晚測量血壓
- 進行手指按摩與伸展操，讓血管變得柔軟

〔強化血管的伸展操 ①〕

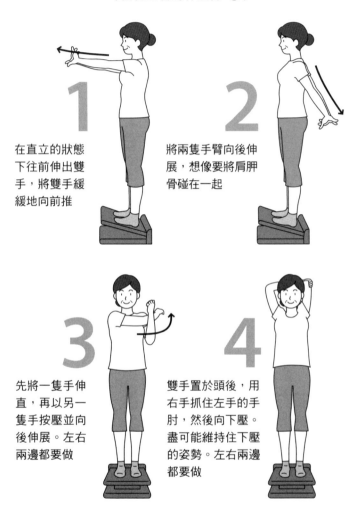

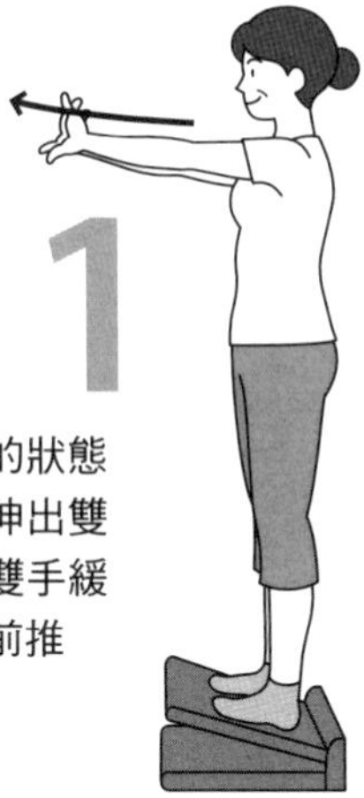

1

在直立的狀態下往前伸出雙手，將雙手緩緩地向前推

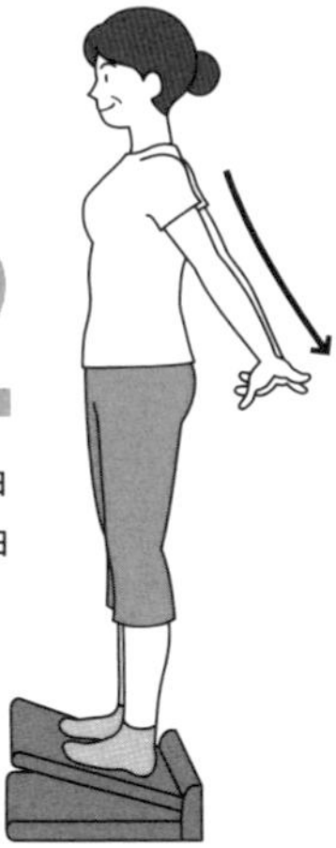

2

將兩隻手臂向後伸展，想像要將肩胛骨碰在一起

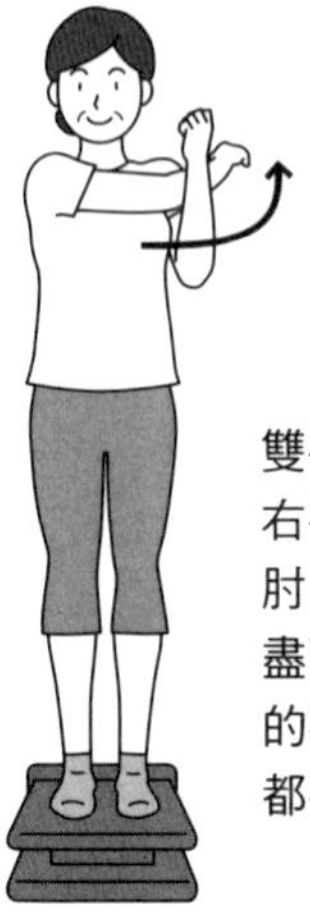

3

先將一隻手伸直，再以另一隻手按壓並向後伸展。左右兩邊都要做

4

雙手置於頭後，用右手抓住左手的手肘，然後向下壓。盡可能維持住下壓的姿勢。左右兩邊都要做

〔強化血管的伸展操 ②〕

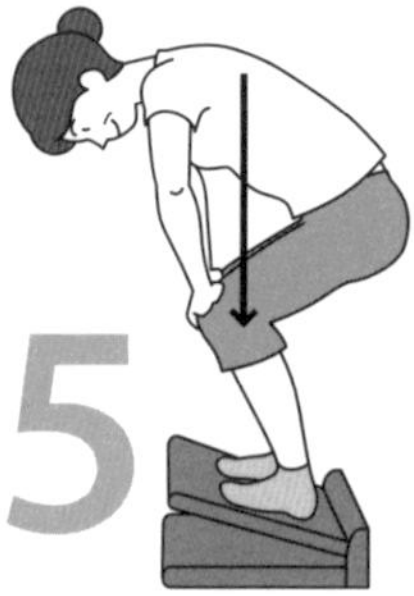

把手放在膝蓋上，腳後跟不動，進行屈伸（雙膝併攏）

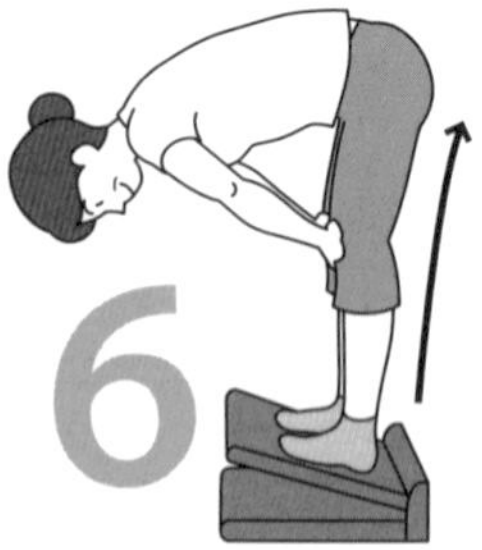

身體前屈，把手放在膝蓋上，一邊向後壓膝，一邊伸展

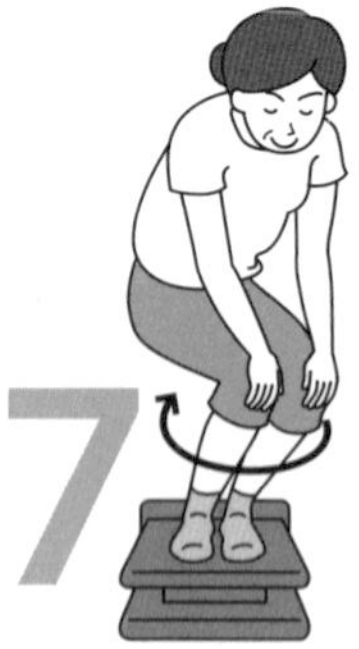

把手放在膝蓋上，左右來回繞轉

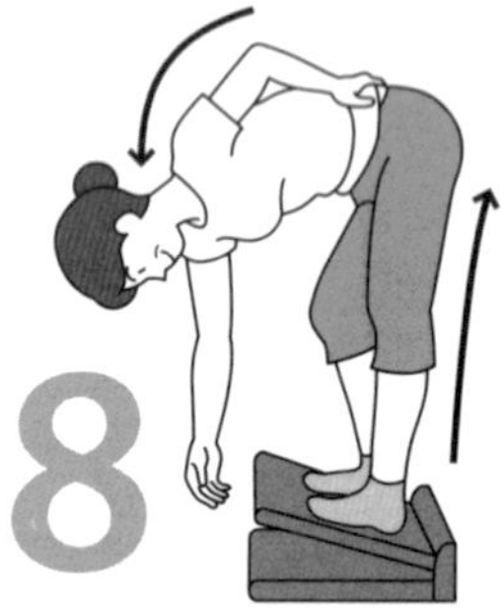

一邊吐氣，一邊將身體前屈，單邊膝蓋打彎，手臂向下伸，以伸展另一邊的腿。左右兩邊都要做

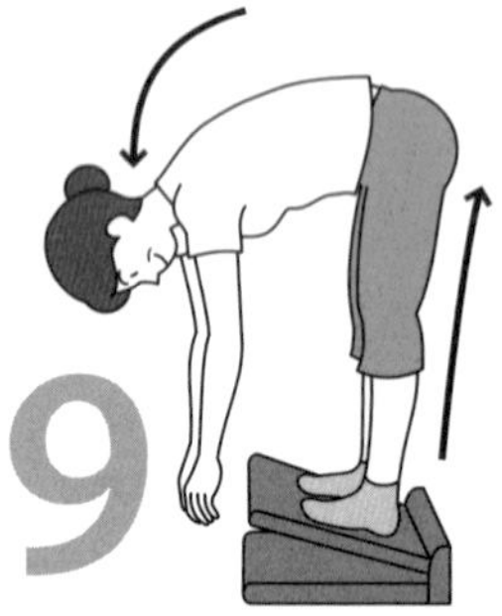

一邊吐氣，一邊放鬆肩膀的力量讓身體前屈，維持住身體，不上下晃動。重複進行數次（上半身起來時，膝蓋要彎曲）

感動能使血管重返青春

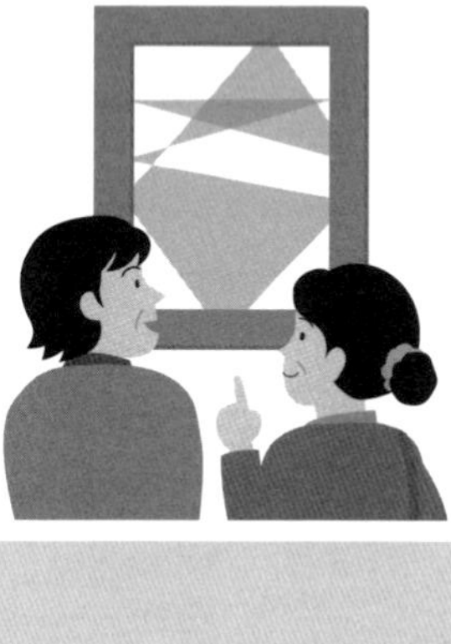

自律神經的臨界值決定了血管的力量

人類使用了視覺、聽覺、嗅覺、觸覺等五種感官，當人類對某種事物產生反應時，交感神經會率先受到刺激。身體會分泌腎上腺素來收縮血管，所以血壓會上升，變得很活躍。

幾分鐘之後，副交感神經就會開始作用，使腦內分泌出被稱為幸福賀爾蒙的腦內啡。產生愉快的感覺是副交感神經的作用。血管也會擴張開來，身心也會變得放鬆。

交感神經與副交感神經各自存在著臨界值。所謂的臨界值，指的是產生反應時的最低強度或刺激等等的量。簡單來說，臨界值最低的是小嬰兒。嬰兒的交感神經的臨界值很低，因此不管對於什麼事都會敏感地產生反應，使身體分泌出腎上腺素。一旦身體形成緊張的狀態，不僅無法忍耐，也會瞬間恐懼或哭泣。

但在這之後，副交感神經就會馬上作用。由於嬰兒的副交感神經的臨界值同樣也不高，所以哭泣後馬上就會破涕而笑，變得開心。情緒會像天氣一樣變來變去，就是因為自律神經的臨界值低。對於程度非常低的事物會產生反應，體會到各種感覺。

其實，上了年紀之後變得愛哭，也是同樣的道理。由於自律神經的臨界值降低，所以一點點的刺激就會使交感神經產生反應，感到緊張，然後副交感神經就會產生作用，讓淚腺鬆懈下來。

那麼，自律神經的臨界值非常高的人又是如何呢？

他們很少因事物而心神不定，會忍住硬撐。這是他們因為不會一口氣分泌大量的腎上腺素。這樣的人不會因一點小事就緊張兮兮，所以也很難得會變得感性或不理智。

此外，因為他們的副交感神經的臨界值也很高，所以**愉快的感受範圍也會變廣**，不僅會有「好開心啊！」、「好高興啊！」的感覺，還會有「真可愛」、「好平靜啊」、「真令人欽佩」、「神清氣爽」等等的感受。看見了某種事物之後，也不會只是單純地覺得「這個真有趣啊！」、「好漂亮啊！」，而是能夠細細地品味這種感動，獲得更深度的滿足感。

所謂的達觀，我們可以說這是自律神經的臨界值處於相當高的狀態。不管發生什麼事情，內心依舊平和沉穩，也能夠領略每一天的枝微末節所帶來的滿足感。這樣的狀態是被幸福感緊緊包圍住，卻不是一味地鬆懈放縱，而是活力充沛地湧現出積極的態度。

我們來確認以下的選項吧。

□ 最近變得容易疲累

□ 做完三溫暖之後沒辦法泡冷水浴

□不太常流汗
□手腳經常冰冷
□情緒易波動，一下子就變得焦躁不安

最理想的狀態是一項都沒有中。符合的選項越多，代表你的自律神經臨界值變低了。

過了退休年齡後，自律神經的臨界值會一口氣降低

到了退休的年紀之後，不久便會從令人煩心的瑣碎日常得到解脫，能夠以悠閒自在的心情來過日子。這是因為，至今為止在工作時使用到的交感神經也可以不用再運作了。

然而，一旦維持這樣悠閒自在的生活，自律神經的臨界值便會逐漸降低。就像是被撐開的氣球，再也沒有事情會讓你深深感動，心情也會變得難以平復。

所以，如果「人生中沒有了刺激」、「沒有了會感動的事情」，那就是自律神經的臨界值已經變低的訊號。

特別是**副交感神經不會緊接著產生作用，所以就不會感到成就感或滿足感**。

於是，身體為了驅使副交感神經緊接著產生作用，便會下意識地刺激交感神經。典型的例子就是打小鋼珠或是賽馬等賭博。成就感與滿足感雖然存在著些微的差異，但是都會讓人產生或輸或贏、還想再獲勝、覺得有趣的這些心情。比起無所事事，這麼做會讓人更有積極性。

所以，或許可以說退休後的人就會開始去小鋼珠店、麻將館、賽馬場等等的地方，是為了避免造成失智症而有的對策。

如果受到大量的刺激，副交感神經也會跟著受到一些刺激，所以就會擴大滿足感與成就感。但是，他們很有可能會為了獲得更多的痛快感及幸福感，而形成賭博成癮，因此必須要注意別過度刺激。

設法刺激日常生活中經常被遺忘的副交感神經

副交感神經是一種你若沒意識到，它就不會產生作用的東西。去體驗能刺激交感神經的事物，然後有意識地覺得愉快，就會讓副交感神經充分發揮作用。

於是副交感神經的臨界值上升了，因此接下來**受到同樣刺激的話，副交感神經就會自然而然地開始產生作用**。透過副交感神經的作用，能使腦內啡分泌，就能領略到滿足感，或是不同以往的感動。

最典型的例子是**音樂**。我曾經在聽了蕭邦的「雨滴前奏曲」之後，覺得非常地感動。在我經常光顧的飯店的休憩區，能夠聽到附近的瀑布水聲與現場的鋼琴演奏，所以每當我去那間飯店時，我都會想起「雨滴前奏曲」的畫面，讓我感到很滿足。

我也非常喜歡貝多芬的「第九號交響曲」。即使是同一首曲子，由不同的指揮家及演奏者來演奏，聽起來的感覺也完全不一樣，所以就能領略到不同的感動。當我還在德國的時候，我三不五時就會去聽管絃樂的演奏會。

這樣的感受可適用於任何事。從前橋出發，不到兩個小時即可抵達日光。當我第一次看見華嚴瀑布時，我打從心裡覺得「真是太壯觀了」而深受感動。第二次再去時，我想著「瀑布的上游是通到哪裡去呢？」、「到了冬天會變成什麼樣的景色呢？」，開始從不同的觀點來欣賞。

簡單輕鬆一點的例子就是**洗冷水澡**。除了冬天之外，我每天早上都會沖冷水澡。一開始會覺得「好冷啊！」，之後就會出現「好舒服喔！」這樣痛快舒爽的感覺，所以就能輕鬆簡單地提高副交感神經的臨界值。

在日常生活中，我們很容易就忘了要控制自律神經。之所以會如此，是因為一日每次都停下腳步來等著副交感神經接著產生作用的話，什麼事情都會難以前進。

第一次幫忙父母親做料理時，就算只是拿個菜刀切蔬菜，心裡也是緊張得噗通噗通跳。當長大成人，每天都在下廚煮飯之後，比起感動或是愉悅，該如何有效率地早點結束煮飯的這件事變得更重要。不過，這個也可以說這是因為對切菜、烹煮等行為的臨界值變高了。能意識到這一點非常重要。

第一次聆聽管弦樂團演奏時的感動，與第十次聆聽時的感動是不一樣的。反覆聽過好幾次之後，也不會再有起雞皮疙瘩的經驗。我認為這是因為人類的感覺會變得麻木，變得不再感動了。

不過，比起初次聆聽，確實後來再聽的時候就能夠了解管弦樂團的演奏。第一次聽的時候，光是聆聽演奏就得全神貫注，後來就能將目光也能夠放在指揮者及每一位演奏者的動作上，就連他們的呼吸也都感覺得到。

看小說時也是一樣，第一次看的時候雖然哭了，但看第二次、第三次，越看越多次之後，那種感動就消失了。但是，這並不是因為感覺麻木了，而是因為感動的範圍擴大了。

所謂的習慣，其實就是指臨界值上升這件事。但是，當臨界值上升到某種程度之後，大多數的人就不想要再往上提高了，就只停留在事物的表面而已。

不過，只要稍微停一下腳步，體會一下自己的感受，同樣的事情不管是第十次還是第十一次，也還是會感到愉快。即使是至今為止都沒意識到臨界值的人，從現在開始也一樣能夠提升臨界值，不論是誰都可以輕輕鬆鬆地辦到。

例如，高爾夫球也是一樣，像是有些人突破了一百桿，達到某個程度之後，就不會想要再設立比這個更高的目標，因為已經覺得膩了，不想再打。

即使沒有想要做到最好，但不論是誰，或多或少都會有想讓分數再高一點點的這種心情。

雖然我也覺得自己達不到職業選手那樣的成績，但還是會想著「想讓我的成績變得再好一點」，體會著高爾夫球的進步帶來的愉悅。正是因為身體驅使副交感神經作用的緣故。

今天比昨天更好，明天又比今天更好。發生了什麼好事？都還順利嗎？不是要各位過著禁慾的生活，而是要去尋找新的樂趣。與新的成員一起打球，或是一個人自由自在地在早上打高爾夫。決定要打高飛球還是短打時的好心情，是特別不一樣的。

感動不僅能使身體健康，也能夠使人生更豐富與充實。就從現在開始試著去意識到副交感神經，過每一天的生活吧！

不管是運動、看電影，還是看書，有興趣的事情就都試著去做做看，感受一下愉悅的心情。然後當下一次再做的時候，就會記下「還好有做這件事」這樣的實際感受。像這樣，讓人感動的事物、讓人變得正面積極的事物，就會越來越多了。

所以說，包含工作在內，希望各位都可以擁有更多各式各樣的興趣。運動、爬山、美術展覽等等，藉由在各式各樣的領域提高臨界值，對於其他事物的積極性、關心程度、吸收程度就會提高。

當我在美術館內看展時，我都會盡量使用付費導覽。這樣能有更多的想像，想著這幅畫是在什麼樣的心境、時代背景之下所完成的呢。看完展覽之後，還會去搜尋這幅畫的畫風是受到什麼人的影響等等，也會去閱讀畫家的自傳或是人物傳記。

《悲慘世界》是一部我非常喜愛的電影，到目前為止，我已看了五次。第一次看的時候，只是一直在跟上劇情而已。

看第二次的時候，我看到了每個角色的演技。我才知道休傑克曼是一位多麼優秀的演員，他的演技令我深深地感動。第三次觀賞時，腦海裡則是記下了法國大革命的時代背景。我便看了好幾本有關法國大革命的書籍，然後又回頭再看了兩次。

製作一部電影，是要耗費相當多的勞力與金錢。頭一次觀賞的時候就只是看完影片，覺得「太厲害了」而已，並不知道這部電影的好。的確是在看了第二次之後才開始懂這部電影的劇情發展。不過呢，就是因為透過發掘電影，才會看得見更深層的東西，《悲慘世界》這部作品的卓越與出色也就多了好幾倍。

過去長年居住於歐洲的我，四次造訪正於西班牙巴塞隆納興建的聖家堂。

當我四十年前第一次到訪時，感動到渾身都起了雞皮疙瘩。在我造訪第二次、第三次時，聖家堂仍舊持續地進行著改修，建築的雕刻也都在進行。我在七、八年前造訪了第四次，那時屋頂已經成形，再來就只剩外牆的完工了。

當然，我也有其他想要前往的地點。不過，因為我知道感動會隨著前往的次數而持續地增加，所以當我前往西班牙觀光時，我還是會先去造訪聖家堂，然後才會前往其他地點。

在一邊追尋著聖家堂至完工前的建築過程時，我也會向正在聖家堂工作的人搭話，才發現有些人已在此工作三、四十年了。我也曾經有機會與首席雕刻家——外尾悅郎先生見面，而且因為我前往聖家堂好幾次了，所以偶爾也會遇上外尾先生，與外尾先生的談話也都令人覺得很愉快。

要怎麼過才會讓退休後二、三十年的人生過得充實豐富呢？不論做什麼都好，去追求能感動你的事物吧。

閱讀也好、旅行也罷，去深掘能感動你內心深處的事物吧。或許各位也會有著「要是能再去一次就好了」、「沒什麼事能讓我特別感動，也沒有讓我感興趣的事」的念頭。

雖然剛開始的興趣不高，但那些自己覺得有趣的事情，就是熱情的萌芽。想一想是什麼觸動了你的心弦，然後思考接下來想做什麼事情吧。將某個人的邀請當成契機，這樣做也很不錯。別偷懶不想動，就帶著好奇心去參加看看吧。

持續這麼做的話，應該就能夠找到會讓你自然地想再去第二次、想要再嘗試看看的事物了。

提高自律神經臨界值的行動，就好似興建金字塔的作業一樣。此觀點為敝人曾在拙著「甦活力實踐篇」中提過的內容。

不是只提昇一個自己最喜歡的事情的臨界值，而是要廣泛地去領略事物，將自律神經的臨界值的三角形越堆越高的話，就不會發生大崩壞了。如同我在這一項目的開頭所說過的，**只要提升自律神經的臨界值，就能改善血液循環，血管就會變得更強壯**。

有著豐富的人生經驗並有閒暇時間的高齡者，越容易實踐控制自律神經。

像是蓋金字塔一樣，在各個領域提升自律神經的臨界值，自律神經就不容易失調

■均衡鍛鍊自律神經的人

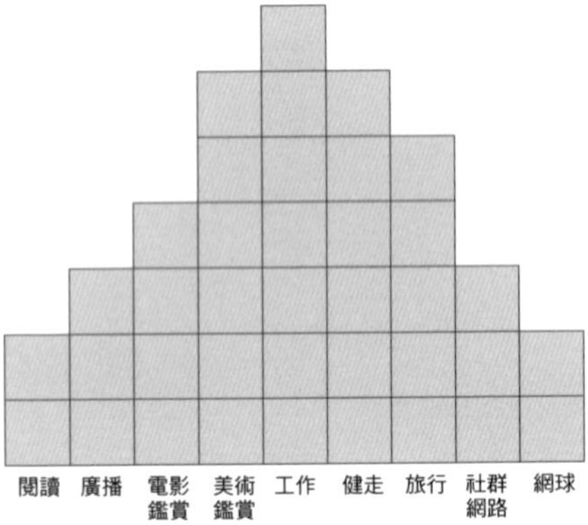

■交感神經過多的人

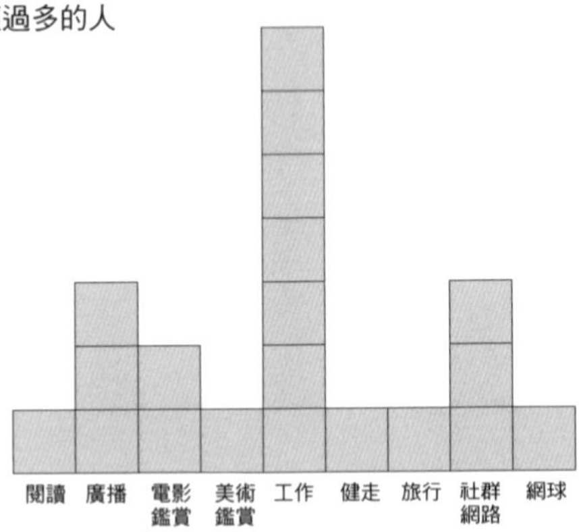

訓練動腦

提高自律神經臨界值的祕訣，就是令交感神經停止單次的作用。我會告訴其他人「退休後要特別**訓練動腦**喔」。

15%～20%的血流會在腦部。我們經常說「緊張到腦袋一片空白」，這是因為交感神經受到刺激而使血管收縮，造成血液無法充分地回流至腦袋。腦袋的狀態接近於貧血。

動腦的話，所需的血流會提升至25%以上，這時心臟也會擠壓出更多的血液，所以就能夠鍛鍊到血管。據說，愛因斯坦的心臟就比其他人的大顆。

不過，若只是漫不經心地看著電視，此時交感神經接受到的刺激是被動的，所以自律神經的臨界值就只是一直在下降。

我會閱讀報紙或收聽廣播來獲得資訊、消息，以此取代收看電視的新聞節目。**因為這麼做，更能活絡腦袋。**

電影鑑賞或是在閱讀時跟上故事的劇情，也都能讓腦袋活動。旅行或是美術鑑賞也都可以用來訓練動腦。

交感神經產生作用後，副交感神經就會緊接著作用。

我建議各位至少要在運動、思考、體驗這三個領域中找到自己的興趣。像我的話，運動方面就是健走、打高爾夫球、打網球；思考方面是閱讀、電影鑑賞；體驗方面為旅行、音樂鑑賞、逛美術館。

〔自律神經與賀爾蒙的作用〕

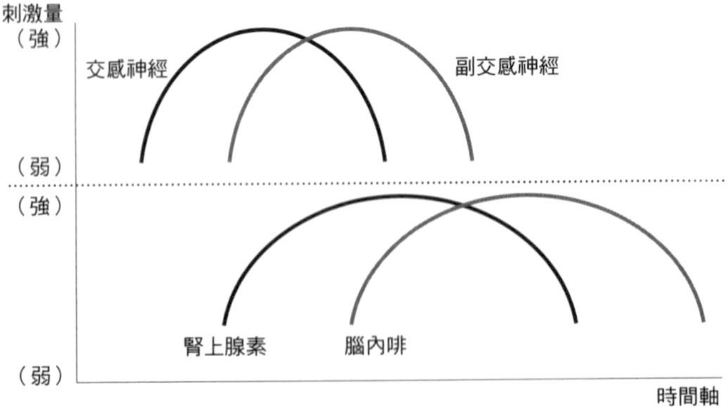

各位也許覺得閱讀與電影鑑賞是一樣的。不過，由於電影是影像的表現，所以看電影時並不會像閱讀一樣地想像畫面。電影的好處，在於從視覺來預測電影接下來的發展，塑造出電影的形象等等。不過，看電影時用到的思考力並不會比閱讀時來得多。

原本因為書中的內容而深受感動，但看了電影版之後卻大失所望。會有這樣的經驗，是因為電影呈現的畫面與自己在腦海中雕塑出的印象相左。

旅行自不待言，是一個體驗未知的寶庫。會因各種的邂逅而有了感動的體驗，也會遇上搭錯電車、訂好的飯店不能入住等等的偶發事件。發生過的那些無法預測的事情，在這之後都會讓人記憶深刻。這是因為自律神經會在那時候認真地發揮作用。

腦袋的訓練，是在鍛鍊血管的能力。不過有一點一定要注意，就是腦部通常只能靠糖分來補充能量，所以當我們覺得腦袋疲累時，就會想要吃點甜食。一旦養成這樣的習慣的話，**就算沒有動腦也還是會想要吃甜食**，所以請各位要注意一下。

留意睡眠的熟睡時間

無關乎意識與否，人體是受到日昇日落的自然生理節律的影響。車子的排檔若切換到低速檔，即使催動油門，速度也一樣不會提升。與此同理，身體違反自然的生理節律，在應該要就寢的半夜時進行活動的話，效率也一樣不會變好。所以並不是單純地確保睡眠時間就好了。

無法好好地進入深層睡眠，正是由於自律神經失調所致。太陽西沉之後脈搏就會變緩，而且身體會分泌一種稱為褪黑激素的腦內賀爾蒙，讓人變得想睡。

半夜仍在燈光底下活動，或者是進行作業等等。每天承受著許多的壓力，使身體分泌出腎上腺素的話，就會讓血壓無法下降。會睡不著就是因為一分鐘的脈搏超過80下。結果，身體明明很疲憊卻無法入眠，即使睡著了也還是淺眠的狀態，睡到半夜就會醒來。

五個小時的熟睡時間被認為是最適合的。因此，最重要的是入睡時間，**理想的睡眠時段為晚上十點~早上五點**。

血壓會從晚上十點開始下降，早上三點開始上升。如果半夜十二點才睡覺的話，深層睡眠的週期就會變成以90分鐘為一次循環，這樣的話就只能熟睡一個小時半而已。

特別是晚上十點到早上兩點是睡眠的黃金時段，副交感神經在這段時間內會處於優勢，身體也更能獲得休息。只要建立在這個時段就寢的生活步調，就能夠熟睡。

因為飯後會分泌腎上腺素，血壓也會升高，所以為了能有良好的睡眠品質，要控制用餐時間，避免太晚吃飯。除非像是聚會之類的情況，否則我**在八點之後都不會再進食了**。

洗澡時也是一樣，洗澡水太燙時會刺激到交感神經。**將洗澡水的溫度控制在41度左右，然後緩緩地將身體浸泡在熱水中**，這樣就會刺激副交感神經。

要努力保持良好的臥室環境，讓臥室內有足夠的氧氣。不要在狹小且窗戶緊閉的房間內睡覺。我在德國生活的時候，雖然室外的溫度降到了零下十五度左右，但我睡覺時還是會**將窗戶打開約十五公分**。

剛開始這麼做的時候，也是會覺得冷。但因為睡覺時會呼出二氧化碳，所以房間就變溫暖了。習慣之後，就不會覺得冷了。

在一個能吸到充足氧氣的環境下睡覺吧。如果不想開窗的話，至少也要打開房門再睡覺。

◉花點心思以獲得良好的睡眠

工作到很晚，生活無論如何都無法保持規律的人，就要在就寢之前花點心思，讓副交感神經處於優勢。

香療或是薰香具有放鬆的效果，選用這些東西的話，就會刺激副交感神經。

在前面的運動項目中提過，血管收縮會使乳酸增加，造成身體氧化。酸性體質會很容易感到疲倦，所以要藉由伸展操來改善血液循環。我在睡覺前都會做一下前面提過的**伸展操**，使肌肉緩和、放鬆，改善血液循環。血管放鬆了，到了晚上十點就會自然地想睡。

另外，與家人發生口角或有擔心的事情，都會造成精神上的壓力，促使腎上腺素分泌而導致失眠，所以一定要多加注意。

睡不著的時候，來聽聽**令人放鬆的音樂**吧。我經常聽古典樂與夏威夷音樂。

晚上時，嚴禁使用電視、智慧型手機、平板電腦等電器。由於視覺的訊息會由海馬體傳遞至前額葉，因此會使腦部的血流增加，結果身體明明已經很疲倦了，腦袋卻變得清晰不想睡覺。如果是使用耳朵聆聽，聽覺只會傳遞至記憶野，所以並不會讓頭腦變得如此興奮。

想知道自己到底是睡得好還是睡得不好，只要看自己在日出時會不會自然地清醒就可以知道了。夏天的日出時間大約是五點，冬天則為六點。

而且，**當你起床的時候，會覺得身體輕盈清爽嗎？**若是覺得全身疲倦、腦袋沉重，或還想再睡回籠覺等等，這些都是無法熟睡的證據。自律神經也處於不平衡的狀態中。

覺得身體很疲倦的時候，睡回籠覺會對身體比較健康嗎？

隨著太陽升起，血壓同時也會上升，因此就算身體再疲倦，一旦睡了回籠覺就會打亂生理節律。

另外。因為太早起床沒事可做，所以就打算再睡一覺，這麼做也是不對的。這時身體的狀態，就跟明明已經踩了油門，卻又突然拉起手煞車的車子一樣。無法說這是一件有益身體健康的事。

當然，當身體疲憊不已，又睡得不夠飽時，還是必須讓身體休息至一定的程度。吃完午餐之後小睡十至十五分鐘的話，就能讓身體恢復精神。開車的時候若開始感到疲憊的話，只是休息個十五分鐘就能再繼續長時間駕駛了吧。道理都是相同的。

但是，**絕對禁止在下午四點之後小憩或午睡**。如果還是想睡的話，那就忍耐一下，然後早點上床就寢吧。由於副交感神經會在傍晚時形成優勢，所以只睡十分鐘的話會醒不過來，會不小心睡了一個小時左右。結果，晚上就睡不著覺了。

當然，或許有時候會因為身體疲倦不已，所以可以睡上一整天。偶爾訂個安息日的話，應該也是不錯的。

不過，要注意別變成了習慣。

有些人會想說睡久一點來補眠，所以放假時都一直在睡覺。也有些人會打算在出國旅行之前先睡飽一點。

身體的節律是依照日昇日落來決定的。各位要知道，**補眠根本就沒有效果**。因為人類的節律，是依照著太陽的運行來決定的。

◉安眠藥、抗憂鬱藥

有些人若不吃藥就會睡不著，懷抱著各式各樣的煩惱與壓力，所以離不開藥物。不靠著安眠藥的話，也有可能會出現晚上情緒低落，變得有些憂鬱的情況，所以不是那麼簡單就能戒掉安眠藥。

應該要一點一點地減少用量，並且努力地提高睡眠品質。因此首先要改善睡眠時間。

為了不將煩惱的事情帶進臥室內，所以你是不是逃避了煩惱的事情？想一下這是不是應該要煩惱的事情吧。腦袋到了半夜還是在運作，睡得又很淺眠的人，就跟抽菸之類的人一樣，都**只是不注重健康成了習慣**。雖然是對身體不健康的事情，但那些行為能讓人身心平靜，所以就安於現狀了。

替病患看診時讓我最有感觸的一件事，就是所謂的病，都是在生病之後才來治療。

只要知道繼續現在的生活習慣，會造成什麼樣的疾病、會讓身體變差的話，我們就會矯正自己的行為。多少學習一下身體的生理節律（構造、生理），這樣自然而然就能夠建立有益健康的生活方式。

提高血管力量的重點

- 更深入日常的體驗，去解釋它、領略它的感覺
- 就算日常生活中的小行動也好，要選擇可活化腦部的事
- 要有五個小時的熟睡時間

不老的血管
能夠靠這個飲食
來創造

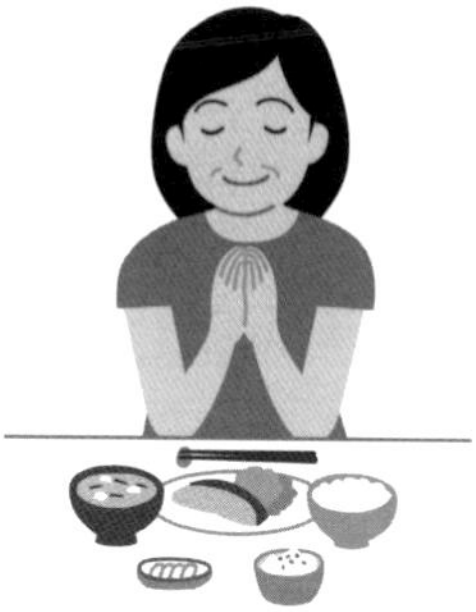

在二十一天內使血液重返青春的飲食方法

血液的成分有：將氧氣送往全身的紅血球、在免疫反應與消滅細菌方面很重要的白血球、負責血液凝固的重要血小板、還有其他對身體各種組織而言不可或缺的血漿（Plasma），在這些成分之中含有蛋白質、胺基酸、膽固醇等脂質、醣類、礦物質、維生素等等。

這些血液的成分會在二十一天內被製造出來。因此若要改善飲食，首先要**以三個星期為目標**。

也有來自媒體的影響，世界上有著「吃洋蔥就可讓血液變得清澈」、「薑可以改善血液循環，降低高血壓」等流行食材所造成的話題。

但若沒有改變飲食生活，只是攝取一部分的健康食材的話，**身體的自癒能力（homeostasis）就會被打亂，不僅沒有預期中的效果，還會讓身體逐漸變差。**

強化血管的飲食法的原則為**「低血糖」**、**「低鹽分」**、**「增加高密度脂蛋白膽固醇」**這三項。在這個項目中，我也會介紹有益血液及血管的食材。

不過，並不是要各位記住「那個食物有助改善高血壓」、「這個食物會提高血管年齡」，而是要請各位吸收這些內容，當成是改變飲食生活的知識。

人的嗜好是依思想所決定。改變思想的話，飲食生活也會改變。為了改變思考方式，就讓我們來看看有益、有害血管的飲食吧。

現代飲食的最大問題

在介紹有益血管的食物之前，其實我們吃了非常多會讓血管力量變差的食物。所以先減少那些有害健康的食物吧。光是這樣做，就能夠期待對血管產生足夠的良好成效。

現代人的飲食生活中的最大問題在於過多的外食。速食店、家庭餐廳、便利超商等等，便宜又方便的外食為了讓人覺得食物好吃，所以會使用很多鹽分、糖分及油脂。

自己下廚的人也是一樣，如果使用了「放進鍋中即可完成」、「攪拌均勻即可上菜」等等的即食調味料包，那就跟外食沒兩樣了。

外食與加工食品最大的問題在於化學調味料。人類的味覺是由自然的味道所調節的。吃了甜的食物會覺得甜、吃了辣的食物會覺得辣，然後分泌出消化酵素（色胺酸）。

但是，**當我們吃下化學調味料後，並不會讓胃的黏膜分泌出色胺酸**，結果就會造成消化不良，或引起腹瀉等腸胃問題。

我只要吃了車站賣的便當，肚子就一定會不舒服。為了不讓便當腐壞，所以在製作時經常會添加抗氧化劑，穀胱甘肽就是一種抗氧化劑，它會破壞色胺酸。超市或超商架上陳列的加工食品也是一樣。

不僅如此，一旦血糖上升，就會產生飽足感，讓身體不會想再吃更多東西。但如果是食用了化學調味料，便會讓體內平衡遭到破壞，就**不會下達指令給飽食中樞**。

光吃垃圾食物的話，就會造成飽食中樞麻痺。結果，明明真的已經非常飽了，卻**怎麼吃都無法獲得滿足**。這樣也很有可能會胖到比歐美國家的肥胖者還要更胖。

現今日本人的飲食生活已趨向歐美的飲食，大多都是對身體不健康的食物。前幾日，有一位三十九歲的患者因心肌梗塞被送來醫院。他有幾條冠狀動脈都已經硬化了，如果只看他的心臟的話，就像是一位七十五歲的老人一樣。

不是因為年紀增加的關係，而是因為飲食生活才造成血管殘破不堪。以前都說，過了六十五歲才會開始動脈硬化，現在是過了三十歲就開始形成了。毋庸置疑，這是飲食生活造成的影響。

無法改變飲食生活，也許是因為習慣了化學調味料的味道。首先就從控制外食的次數、減少加工食品開始做起吧。

就算吃飽卻還是營養不足的現代飲食

攝取化學調味料會導致消化酵素無法分泌，也就是說，身體就無法吸收到必要的養分（維生素、胺基酸等）。所以**雖然每一餐都吃飽，卻還是營養不足。**

營養不足的話，也會讓血管壁失去柔軟性，形成動脈硬化。血液循環變差了，新陳代謝也跟著變不好，吃進肚子裡的食物沒有被轉換成用於製造肌肉或骨骼的胺基酸及蛋白質，而是形成了三酸甘油酯並囤積在身體裡。**就形成了易胖難瘦的體質。**

接下來要舉出的食品，是大多數人喜愛的，也是食用時必須要注意的。

泡麵、甜麵包、鹹麵包、現成配菜、香腸、漢堡排、醬油、味醂、料理酒、減鹽醬油、美乃滋、番茄醬、醬料類

最前面列出的食品，一看就可以知道都是加工食品。那醬油呢？原本醬油只有使用大豆、小麥、食鹽、酒精製造。

但是，市面上流通的醬油，大多都是使用脫脂大豆製造，這是一種將大豆的油脂提煉出來之後，加工而成的大豆產物。脫脂大豆是使用己烷這個分離油脂的溶劑浸泡大豆之後所得到的產物。

此外，減鹽醬油為了抑制鹽分、提高保存性，所以也會使用抗氧化劑。

味醂原本也有以糯米、米麴、釀造酒精、醣類製成的本味醂。但是也有同樣叫做味醂的調味料，不過價格卻比本味醂便宜甚多。仔細察看就會發現，包裝是寫著「味醂風味調味料」，其主成分為醣類，還包含了抗氧化劑在內。

料理酒也是一樣，純料理米酒是以米、米麴、食鹽為原料。但是酒稅及製造成本較低的釀造料理酒或是合成清酒中，還會添加酸味劑等添加物。

加了這些添加物的食品，不僅添加物本身會對身體造成影響，還會使舌頭習慣化學味道，這一點可以說是最可怕的。

身體失去了原本的味覺，只會覺得人工的味道才是美味。結果有害身體的食品就成了我們愛吃的東西。

大多數現代人的味覺已損壞

光吃加工食品的話，就會習慣化學調味料的味道，所以**就會開始覺得以前認為美味的食物變得不好吃，或是無法感到真正的滿足感**。

要確認損壞的味覺到底還正不正常，是一件很難辨到的事。味覺只會在尚未損壞之前復原。

你覺得從以前吃到現在的媽媽味（愛吃的東西）還似從前的美味嗎？這是弄清楚味覺有沒有損壞的一個方法。如果覺得味道變得不一樣的話，很有可能是因為味覺改變了，而不是因為飲食的嗜好改變。各位要多加注意這一點。

想要取回原本的味覺，就要盡可能地品嘗食材本身的味道。就連在使用調味料時，我也都很少用到醬油、美乃滋、番茄醬、醬料，會用迷迭香、百里香等香料來代替調味料。

使用太多調味料的話，食物就會變成了調味料的味道。例如：將草莓淋上煉乳的話，吃到的就不是草莓的味道，而是煉乳的味道。

只要知道食材本身的味道，儘管沒有靠調味料來調味，也會覺得吃起來很美味。我吃生菜沙拉的時候不會淋沙拉醬，而是使用檸檬、少量的醋或是鹽巴等等來調味，在品嘗時就能吃到蔬菜本身的味道。

切好的蔬菜包是絕對不行買的。擺在超市的架上一整天也不會變色的原因，是因為這些蔬菜包使用了抗氧化劑來防止蔬菜腐壞。抗氧化劑會造成胃部或腸道難以分泌出消化酵素。

像這樣花點心思在食材的挑選上，就會從原本下意識地選擇想吃的食物，逐漸改變成選擇有益身體健康的食物。

零卡食品會使腸道功能衰退

飲食的原則，是均衡地攝取與活動量相當的熱量。我雖然已經七十歲了，但因為身體還有一定程度的活動，所以一天還是必須要有兩千五百大卡的熱量。但是因為現代的飲食中多肉、多糖，所以不管怎麼做，還是動不動就會**熱量超標**。

當然，少數的人才會一日三餐都吃一大碗滿滿的飯，大多數的人在吃東西時，還是會在意熱量的攝取。最重要的，就是要知道自己一天會消耗掉多少的熱量。

如果是一整天都坐在辦桌前工作的人，估計消耗的熱量大約為兩千大卡；從事站立的工作或是經常外出的人，消耗的熱量則約為兩千五百大卡。如果是職業運動員的話，則必須要消耗五千大卡的熱量。不過，會像這樣生活的人幾乎是不存在的。一般來說，經常都是少許活動量的人，只要將消耗的熱量大約估計在兩千五百大卡即可。

在熱量攝取方面，最近也多了許多店家會標記出食物的熱量。加工食品上也都有標示出熱量。只要多留心一點的話，飲食生活就不會變得如此地熱量超標了。

會選擇低卡商品的，都是熱量過多的人。這些人的體內都有三酸甘油酯，如果只是限制熱量卻沒運動的話，一樣不會燃燒三酸甘油酯。所以**光吃低卡食品也是無法變瘦**。

另外，若要讓腸道蠕動，也必須要有熱量。因為低卡食物不僅減少了糖分，也減少了蛋白質與胺基酸，所以**食用低卡食物的話，會腸道的蠕動不順暢，造成反覆的便祕或是腹瀉**。

最重要的事，是要確實地攝取養分，只是在意飲食的熱量的話，就會使肌肉量減少，或是造成免疫力下降，讓身體變得不健康。

最近，也有許多的特定保健食品（特保）。這些被定位為能有助於預防疾病的食品。

只是這些食品並非像藥物一樣用於治療疾病，所以過度食用的話，反而很有可能會弄壞身體。

反式脂肪的可怕

最近，盛傳反式脂肪酸對身體不健康。所謂的反式脂肪，指的是植物油中所含有的人造的、加工的不飽和脂肪酸。沙拉油、乳瑪琳、速食、點心糖果等都含有大量的反式脂肪。

吃下一定量的反式脂肪後，反式脂肪就會形成三酸甘油酯，並且被運往肝臟，然後再以低密度脂蛋白膽固醇的形式進到血液當中。因此，**形成動脈硬化，造成心肌梗塞等疾病的風險也就提高了。**

烹飪時，要盡量將肉類的油脂煸炒出來，然後再使用一些橄欖油。

攝取過多發酵食品會損害腸道

過去的時代認為，喝牛奶來攝取鈣質是一件好事。前陣子開始，豆漿也開始蔚為風潮。因為有益身體健康，所以最好積極地攝取牛奶與豆漿，讓人有這樣的印象。

不過，不只是牛奶與豆漿，攝取太多發酵食品（酵母類）的話，存在於腸道內的念珠菌就會繁殖，並從酵母形式變化成菌絲形式，**傷害腸道的內壁**。

腸道內寄宿著一千種以上的菌種，會與宿主（人類）互相影響、共生。這樣的腸道環境稱為腸道菌叢。

念珠菌繁殖會對腸道菌叢造成不良影響，使腸道的免疫系統無法正常運作，而無法被消化掉的添加物或是細菌等會入侵到血液當中，誘發感染性疾病或是各種自體免疫系統疾病（風濕症、結締組織疾病、癌症、神經炎等等）。

嚴重的話，也會導致腸道破洞的腸漏症候群（Leaky Gut Syndnme）。

要提高骨質密度，最好要攝取鈣質含量高的食物，這一點是沒有錯的。建議各位要多攝取**魚類**，特別是連骨頭都可以吃的**小魚**是最好的。

海鮮類的乾製品經日曬之後，裡面的維生D會受到活化，因此可以刺激成骨細胞，提升骨質密度。比起烤魚，乾製品能夠攝取到更多的鈣質。

即使不吃油膩的食物，三酸甘油酯依然會增加

我們會從碳水化合物中補充能量。與年輕時相比，年紀增加之後的代謝能力會變差，但如果我們還是沒改變食量的話，就會攝取過多的糖分。糖尿病被稱為是老人病，實際上，在七十歲以上的老人之中，每四位男性就有一位、每六位女性就有一位得到糖尿病。

人類的身體會努力地儲蓄能量，以防飢餓。多餘的能量則會在肝臟內被轉換成三酸甘油酯，以脂肪的形式儲蓄在體內。

因為此時會使用到胰島素，所以糖分過多的話就會使胰島素過度分泌而不足。

曾經有門診病患問我：「我幾乎都不吃天婦羅、牛排這些油膩的食物，但為什麼我的三酸甘油酯數值還是這麼高呢？」

我問這位病患：「你都吃多少的米飯？」，然後他說幾乎每天都吃。因為過了五十歲，基礎代謝就會下降，所以不能三餐都吃米飯。我沒有每天都吃米飯，大概每周只吃兩餐而已。

此外，當人體的氫離子濃度（pH）上升，使pH值低於6．8的話，身體就會偏向於酸性。

過剩的醣類會形成三酸甘油酯，進到血液當中，並儲蓄在體內。由於氧化後的脂肪會形成脂肪酸，所以糖分多的食物、炸物等油膩的食物都會讓身體氧化。也就是說，**會加速身體生鏽**。

總歸一句，日本人的飲食就是糖分過多

日本的肥胖比例是世界最低，但糖尿病患者的數量卻是名列世界前十。理由非常明顯，那就是**攝取太多的碳水化合物**。歐美人以肉食為主，所以有攝取過多脂肪的傾向。

越來越習慣吃甜的食物，就會形成**糖尿病**。一旦得了糖尿病，不管是腎臟、視網膜，還是心血管系統，通通都會受到波及。由於糖尿病會造成微血管阻塞，也會使血液無法通往神經，因而引起神經炎，使身體感受不到疼痛。所以心臟出問題、腎臟出問題時才沒有出現自覺症狀。

也因為神經麻痺的緣故，所以幾乎不會感受到因冠狀動脈阻塞引起的胸痛（心絞痛發作），或是因下肢動脈阻塞引起的腳痛，**使疾病惡化得相當快**。

癌症有抗癌藥物。糖尿病也可在初期時以藥物治癒。某些情況下可透過皮下注射，將分泌不足的胰島素注射至體內，強化胰島素抑制腸胃內的糖分吸收、分解醣類的作用。

最近，也開發出了能讓血液中的糖分，隨著從腎臟而出的尿液一同排出體外的藥物。但是，**糖尿病是種一旦病入膏肓，就幾乎無藥可醫的可怕疾病。**

三分之一的醣類會由腦部吸收。醣類為腦部的能量來源，是不可或缺的物質。應該要注意的，就是當腦袋沒有要求時，身體卻攝取了大量醣類。有的人也許會說：「不吃點甜食，腦袋就會一片空白……」

即使血液中有充足的醣類，若是因為緊張或是過度運動造成壓力，就不會有足夠的血液通往腦部。雖然很容易就會在不知不覺間吃了甜食，但其實**只要讓身體休息片刻，改善通往腦部的血流之後，就可以解決這個問題了。**

有些人每天必定都要來一塊巧克力，否則就會渾身不舒服，或是已經養成喝完酒之後要來一碗拉麵收尾的習慣。這些習慣確實都會讓人得到那些因不重視健康所致的疾病，所以我們只能夠透過血液檢查，以數據來管理血糖。

抽菸會在三、五年之後才出現影響，所以當下不會知道抽菸對身體的危害程度。糖分過多則可以透過一年一度的血液檢查，來檢測有沒有得到糖尿病，或是糖化血紅素的數值是否正常。如果檢查沒問題的話，那就請各位盡情享用喜愛的甜食吧。

果糖的意外陷阱

以葡萄糖（糖）作為甜味來源的話，就會使三酸甘油酯增加。所以我們會盡量攝取果糖（fructose）作為糖分。因為會攝取太多碳水化合物，所以就算是吃日本料理，也要極力避開使用砂糖的料理。

果糖大約只有葡萄糖的七～八分甜，所以剛開始吃的時候可能會覺得不夠甜，但味覺是會慢慢地習慣的。

不過，**和葡萄糖相比，果糖不容易刺激飽食中樞，所以可能有攝取過量的傾向。**也有人認為，許多只吃水果的果實主義者都有糖尿病或是脂質代謝異常的問題。

吃太多水果的話，多餘的糖分就會轉變成三酸甘油酯。也會增加低密度脂蛋白膽固醇，形成動脈硬化。

舌頭鹹味化的日本人

不論是誰，都知道減鹽食物可以預防高血壓。每天攝取的鹽分最多為八克，但我會告訴病患**每天最多六克就好**。這麼做的原因，是因為若為高齡者的話，活動量及代謝量都不高，所以並不需要攝取到那麼多的鈉。

但是，實際上男性的平均食鹽攝取量為10．9克、女性為9．2克，而且還有年紀越大吃得越鹹的傾向。

味覺會因為日常的飲食生活而改變。偏好重口味的人的舌頭會鹹味化，會愛吃鹹就是因為舌頭愛上了鹽巴。

特別是外食的情況，隨便吃一餐的鹽量都會超過六克。蕎麥麵、烏龍麵、蓋飯都會淋上滿滿的醬油基底湯汁或醬汁。

整體來說，中華料理定食的鹽巴總量為六～七克，光是一餐就超過了一天的攝取量。

由於牛排或是漢堡排等洋食也含有四～五克的鹽巴，因此要戒掉外食，或者至少一天一次外食就好。

偶爾一天盡情地吃自己喜歡的東西，這麼做也沒關係。不過，稍微受到誘惑就會被鹹味迷住，在這過程中就會漸漸地增加鹽巴的攝取量。所以**許多人都攝取了好幾倍的鹽巴所需量**。如果持續過著這樣的生活，身體會變得如何呢？

不用緊張兮兮地減少鹽量。盡可能煮出能夠品嘗到食物原味的料理吧。即使是自己下廚，也不要使用加工後的食品或是調味料。避免吃鹽漬鮭魚，也不將海苔沾上醬油。我就連味噌湯也都會煮成清淡的口味。

如同前面所說的，我在調味的時候，經常會使用胡椒或迷迭香等辛香料、香草植物來代替調味料。

剛開始可能會覺得味道不太夠。但是善用食材鮮味的飲食，就能讓鹹味化的舌頭慢慢地回復原本的味覺。

這麼一來，應該就會覺得外食的味道太重口味。或許在各位的印象中，會覺得減鹽是很辛苦的一件事。

不過，只要掌握食材的本質，盡可能地去品嘗這個食材本身的味道，這樣就可以自然地遠離鹽巴。當舌頭變得不再渴求那麼重的鹹味，就不用再痛苦忍耐，能夠以每天六克的鹽分攝取量來獲得滿足。

並不是只降低膽固醇就好

膽固醇對於人體的肌肉或細胞而言，是不可或缺的存在。膽固醇過低時，會使血管脆弱，導致血管破裂。

素食主義的日本人經常發生腦出血，其原因不僅有高血壓，**缺乏動物性蛋白質以及脂質**也是原因之一。

存在於人體內的膽固醇，有三成來自於食物，其他七成的膽固醇則是由肝臟轉換碳水化合物而來。

低密度脂蛋白膽固醇一直都被當成是壞東西，但是它有負責製造細胞及血管壁的這一項重要工作。膽固醇並不是越低就越好，比起減少低密度脂蛋白膽固醇，更應該思考的，是透過飲食來增加高密度脂蛋白膽固醇。

富含高密度脂蛋白膽固醇的食物有**納豆**、**蔥**、**茶**、**菇類**、**番茄**等。另外，比起使用沙拉油，使用橄欖油會更好。橄欖油中油酸的作用，能減少低密度脂蛋白膽固醇。

我的三酸甘油酯數值是１００，高密度脂蛋白膽固醇的數值在70以上。這是因為我意識到這一點，並透過飲食來增加高密度脂蛋白膽固醇。

一提到注意膽固醇，大家的印象就是要節制油膩的食物。這麼說確實沒錯，但是也**必須要同時控制碳水化合物的攝取**。

當多餘的碳水化合物（糖）經由肝臟轉換成三酸甘油酯時，也會形成膽固醇。無法被消化的膽固醇就會以脂肪的形式囤積在體內。一旦肚子餓了，這些脂肪就會跑到血液當中，所以血液就會變得混濁。

因為這樣，所以我經常會吃**玄米飯或是黑麥麵包**，而不是吃高ＧＩ（Glycemic index，升糖指數）的白米飯或小麥麵包。所謂的ＧＩ值，是表示飯後血糖上升程度的指標，高ＧＩ的食物會讓血糖一口氣上升，所以胰臟會分泌出大量的胰島素。這樣持續下去的話，會使胰島素不足，而導致糖尿病。

為了防止在平常的飲食當中攝取到過量的碳水化合物，所以要盡量多吃一些配菜。在吃米飯之前**先吃蔬菜是飲食的鐵則**。最好依前菜、湯品、主食的順序來進食，這樣可以預防血糖急速地上升。

我經常將莫札瑞拉起司放在**番茄**上面，再擺上香草植物，做成卡布里沙拉。番茄中的茄紅素具有強力的抗氧化作用，可以預防低密度脂蛋白膽固醇氧化後造成血管壁硬化或損傷。

在攝取茄紅素的同時，也一起食用乳製品的話，脂質與醣類都不會變多。除此之外，裙帶菜等**海藻類**、**蔬菜**、**堅果類**也都是具有抗氧化作用的食物。

參考「おさかなすきやね（O-SA-KA-NA-SU-KI-YA-NE）」的口訣，每天都要攝取富含高密度脂蛋白膽固醇的食材。

お（O）＝茶，さ（SA）＝魚，か（KA）＝海藻，な＝納豆（NA），す（SU）＝醋，き（KI）＝香菇，や（YA）＝蔬菜，ね（NE）＝蔥。為何說蔥不算蔬菜，是因為蔥的成分中含有其他蔬菜所沒有的大蒜素，這個成分可以使血液變得清澈流暢。

不僅脈動流刺激血管內皮可增加一氧化氮，只要增加高密度脂蛋白膽固醇，也能夠增加一氧化氮。也算是為了預防動脈硬化，就讓我們從飲食當中積極地攝取可增加高密度脂蛋白膽固醇的食物吧。

〔高密度脂蛋白膽固醇含量高的食材〕

オ〔茶〕	澀味的來源——兒茶素除了可以降低膽固醇、三酸甘油酯、血糖之外，還有抗氧化的作用。
サ〔魚〕	DHA、EPA等的不飽和脂肪酸可改善血流。
カ〔海藻〕	水溶性膳食纖維可吸附三酸甘油酯，將之排出體外。同時富含可促進代謝的礦物質。
ナ〔納豆〕	納豆激酶為納豆特有的酵素，具有溶解血栓的作用。同時富含可促進脂質代謝的維生素B_2。
ス〔醋〕	檸檬酸可提高紅血球的變形能力，改善血液循環。
キ〔香菇〕	β-葡聚糖為香菇特有的成分，可降低膽固醇及血糖。
ヤ〔蔬菜〕	富含維生素、礦物質、膳食纖維。目標每天攝取350克以上。
ネ〔蔥〕	大蒜素為蔥獨特氣味的來源，具有抑制血小板凝集、預防血栓、抑制活性氧化物的作用。

強化血管的營養素

選擇可以減少碳水化合物（糖）及鹽分，並增加高密度脂蛋白膽固醇的食材，是提升血管能力的飲食基本。要維持這一點，就要注意**從飲食中攝取足夠的蛋白質**。

血管由胺基酸、蛋白質，以及膽固醇等脂質構成。只要正常地飲食，就可以攝取到足夠的胺基酸，所以要懂得去攝取動物性蛋白質。**蛋白質特別能強化血管中膜的結合，增強動脈壁本身，因此可預防腦出血**。

蛋白質可從肉類或魚類中攝取。想要增加高密度脂蛋白膽固醇，就以沙丁魚或鯖魚等**青魚**作為主要來源，來攝取蛋白質吧。

好。

蛋類雖然是高膽固醇的食物，但因蛋類的蛋白質極多，因此每天攝取會比較好。

另外，即使出現了動脈硬化而造成血流停滯，人類的身體還是會為了維持血液循環，製造出繞道而行的血流通路（側枝循環）。

為了製造側枝循環，除了蛋白質之外，血清素（由必需胺基酸之一的色肌酸於體內製造。腸道中有90％、血小板中有8％、中樞神經中有2％）也是極為重要的。

富含血清素的食物就是羊肉。我每星期都會吃一次帶骨羊肉，為了去除羊羶味，我會撒上香草植物（迷迭香等）再食用。

多虧了這樣的飲食，讓我的血液中的三酸甘油酯正常，並使高密度脂蛋白膽固醇增加。

比起醣類，脂質更會讓人生病

醣類會使GI值上升，因此會出現暫時的飽足感。就算是抗拒不了甜食的人，也沒辦法每餐都一直吃甜食。

然而，**不管有多少的脂質，我們還是吃得下去**。例如：熊在冬眠之前會大量地吃樹木的果實等脂質含量較多的食物，以囤積熱量。據說熊的體脂肪超過了40%，冬眠中的三酸甘油酯會比夏季時高出兩倍左右。所以三酸甘油酯也是可以囤積到這種程度。

最近，出現了不吃碳水化合物，只吃肉類來瘦身的肉食節食法等等的減肥方法。

只要不攝取碳水化合物的話，就不會形成三酸甘油酯，所以確實不容易變胖。但是，光是吃蛋白質的話，身體是不會有飽足感的。吃了牛排之後，有時會覺得想要再來點白飯或麵包。這是因為要攝取碳水化合物，來讓身體得到滿足感。

原本吃到八分飽就覺得足夠，但如果只攝取蛋白質的話，也有可能會吃到超過十分飽。像那些日本人無法想像的歐美國家的肥胖人士，也都是因為飲食原因所造成的肥胖，並不是因為與生俱來的體型的錯。

另外，吃肉會使膽固醇囤積在體內。即使因肉類為低碳水化合物的食物，所以短期內看起來並沒有造成肥胖，但是五年、十年過後，囤積在體內的膽固醇便會使血管逐漸阻塞。

不能只是想著當下健不健康，而是想一想能不能健康地活到九十歲，這樣就可以了解均衡飲食的重要所在。

一日一餐，危害健康

並不能斷言因為肥胖所以營養就非常足夠。因為這是攝取太多的碳水化合物所造成的肥胖。這樣的肥胖者會出現營養不良。

特別是現代人大多都是外食，所以許多變胖的人都是在不知不覺中攝取過多的熱量，卻沒有攝取到充足的營養。在這種狀況之下若是為了減肥而進行極端的節食，就會助長營養失調，危害人體的健康。

一日一餐是個荒謬至極的作法。血管是由蛋白質及胺基酸組成的，一日只吃一餐會導致蛋白質不足，因此血管無法再生，二十年過後的血管就會變得破破爛爛、非常容易損壞，也會發生血管阻塞。排除動物性食品的**長壽飲食（macrobiotic）也同樣是種荒謬的做法**。

一日兩餐的飲食是最理想的，早上吃一餐，傍晚時再吃一餐。不過，因為工作時間的關係，所以並不是每個人都可以過著這樣的飲食生活。

三餐之中，盡量午餐吃飽一些，然後晚上就吃少一點。要是晚上有聚餐的話，那午餐就吃少一點，必須要做一些類似這樣的調整。

有一些人進行著極端的節食，但是會吃**營養補充劑或是特製飲品**來補充不足的養分。

這樣的做法，就跟明明在進行碳水化合物的節食，卻以巧克力來補充必要的糖分一樣，**根本就沒有效果**。

我也不建議各位過著「早上只喝蔬果昔」、「每天一定要來一杯青汁[註]」的飲食生活。的確，這兩樣都是富含維生素的好食物。

註：青汁是以大麥嫩葉、甘薯嫩葉、甘藍嫩葉以及青桔等天然綠色植物所榨成的汁，或以此加工的粉末所沖調的飲品。

不過，由於每個人的腸道菌叢都不一樣，所以有些人的體質並不適合這麼做。一旦腸道菌叢的平衡遭到破壞，就會引起腹瀉或便祕，嚴重的話，也會造成腸炎、克隆氏症、潰瘍性大腸炎，最糟的情況下甚至會得到癌症。

並不是聽人說「青汁對身體很好」、「優格對身體很好」之後，就只吃這些食物而已，而是要均衡地攝取適合自己身體（腸道細菌）的食物。

也許在忙碌的早晨，來一杯蔬果昔是比較方便的。不過，假日的時候，請各位要吃點雞蛋、沙拉、火腿、味噌湯等食物，食用各式各樣的食材，攝取均衡的飲食。

怎麼做才能改變味覺呢？

我們的味覺是取決於我們的飲食生活。加工食品、重口味的食物、碳水化合物、油膩的食物等，喜歡吃這些食物的人，就會在這樣的飲食體驗當中，將「好好吃」的記憶殘留在腦海中。

要在一夕之間改變長年以來建立起的飲食生活，並不是那麼簡單的事。但是，只要慢慢地努力下去，就可以修復口腔內的黏膜，回復到原本的正常味覺。

我希望各位先戒掉**垃圾食物**與**抽菸**。要成功戒掉，**前三個月會是相當難熬的**。請各位來借助醫生的力量吧。先請醫生為你診斷，三個月後再回去向醫生報告成果。若不借助第三者的力量，是不容易改變個人嗜好的。

特別是抽菸會造成口腔、食道、胃黏膜發炎，有許多人都得了胃炎或是食道炎。當口腔黏膜受損時，吞下口腔的唾液就會造成胃炎，讓人打嗝，所以就形成了食道炎。所以才會有這麼多的食道癌。

戒菸之後會開始變胖，是因為腸胃的發炎治好之後，容易分泌出消化酵素，所以腸胃的消化變好，就會不小心吃得太多。

尼古丁會使血管痙攣（痙攣性收縮），也有致癌的可能性。一旦氣管、肺部等黏膜發炎，細胞受到破壞，當黏膜進行修復時，就會出現會演變成癌細胞的異型細胞。

跟抽菸一樣，若是攝取了過量的**咖啡**的話，在咖啡因的作用之下，胃部就不容易分泌出消化酵素（色胺酸），造成胃部消化與吸收不良。

此外，咖啡因與尼古丁同樣都會使血管收縮。喝咖啡會讓人提振精神，這樣的效果跟飲用營養飲是相同的。

相反地，少量的**酒**則是可以擴張末梢的血管。酒類會使血壓下降，讓血液的流動變好，因此被認為有益身體。特別是紅酒當中含的多酚具有抗氧化的作用，可以減少氧化的三酸甘油酯及膽固醇，所以血液就可以變得清澈。

但是，飲酒過量會使末梢的血液過度擴張，也會增加循環的血量。就會對心臟造成相等程度的負擔。

無論如何都還是想吃甜點、加工食品的話呢？

就算知道對身體不健康，但是一旦將甜點、垃圾食物從飲食當中抽離，腦袋就會變得空白、恍惚，心情變得焦躁不安，食慾增加，變得渴望更多的垃圾食物……。

為什麼會變成這樣呢？

我說過，碳水化合物會提高ＧＩ值。一旦將甜點、垃圾食物抽離，就會讓血糖的數值下降，腦袋就變得空白、恍惚，或是心情變得焦躁不安等等，感覺越來越不滿足。

早上十點及下午四點左右，肚子會開始飢餓，所以這時候就來吃點**水果**吧。

特別是香蕉，非常適合又方便食用，可以馬上讓身體得到能量，所以推薦各位可以吃香蕉。

無論如何都還是要來點糖分的人，那就改成吃使用甜度約為砂糖的七成且零熱量的**稀少糖（rare sugar）**所製作的食物吧。

如果勉強地忍著不吃甜點，到了午餐或是晚餐時，就會因為餓過頭而一次吃太多。結果會造成GI值上升，使胰島素分泌過剩，這樣做根本是本末倒置。

習慣吃甜點的人，會自己養成追求甜食的嗜好。化學調味品、加工食品及垃圾食物，全部都是一樣的。

會有「好好吃」這種感覺，是由於副交感神經的作用。當肉食主義者**要吃魚時，就要試著去找一間有賣美味魚肉料理的店家；要吃蔬菜時，就要努力試著去購買新鮮的蔬菜。**

尤其是自己的飲食中營養攝取不足的食物，才要吃品質好的、味道美味的，透過這樣的做法，就可以讓「好美味」的記憶留在腦海裡，這樣一次次累積之後，就可以改變我們的嗜好。

吃不夠就不滿足，這時該怎麼應對

錢存到銀行之後，只要不使用的話，就可以存下來。如果是錢，這樣做確實不錯，但是將這個情況替換成人體來說的話，存下來的就是脂肪。儲存的脂肪太多的話，會使關節變得不靈活，也會造成心臟的負擔。

不吃多一點就無法滿足的人，請去消耗掉身體的熱量。比起限制食量，靠著運動來減肥或許還比較輕鬆一些。

節食減重最糟糕的一點，就是只限制飲食方面而已。結果，一日一餐、無糖減肥等等的飲食限制，造成了腸道的平衡崩壞、肚子變得不好。如果減肥時的首要重點不是消耗熱量，這樣是很難成功的。

只要走在大街上，看起來好美味的食物就會映入眼簾。當各位因為視覺的關係而變得想吃甜點時，就請各位想一想，吃甜點、垃圾食物會對身體造成什麼樣的不良影響。就是因為不知道繼續吃下去會造成什麼後果，所以我們才會去買這些食物。

最後，要知道什麼食物對身體好、什麼食物對身體不好，將健康擺在第一順位去生活，有這樣的想法就可以讓你維持身體的健康。

健康是經由努力所得到的成果。請各位斟酌眼前的選擇是否對身體有益，並同時實踐善待、珍重自己的生存之道。

結語

生病的時候，我們會前往醫院或是去買藥。醫院內的治療，幾乎都是在醫生的主導之下進行的。

但是，在醫院治療的主要目的是要讓症狀消失，若要改善造成疾病的生活習慣，只有自己本人才辦得到。換句話說，不論是健康的時候，還是生病的時候都一樣，只有自己才能管理自己的健康。

雖然因為不健康的飲食生活的影響，造成動脈變硬、冠狀動脈阻塞，但不會馬上就病得非常嚴重。卻會在突然間，被心肌梗塞這種危險的疾病襲擊。

只要實踐本書介紹過的健康法，就可以預防心肌梗塞。病患的消極態度與依賴的想法，才是更妨礙身體的健康。請各位絕對不要將自身的健康交到其他人手上。

身體健康與身體沒有生病，完全是兩碼子事。即使醫生診斷「沒有異常」，也無法保證身體是健康的。

你每星期都有適度運動二～三次，讓身體流汗嗎？
你有能讓精神方面也可以放鬆的嗜好嗎？
你有規律正常且充足的睡眠嗎？
你有攝取營養均衡的飲食嗎？

所謂掌控自律神經，就是指管理健康，就是指掌控自己的人生。健康的主導權一直都掌控在自己手中。祝福各位都能以健康為契機，邁向更加幸福美滿的人生。

南和友

〔作者簡歷〕

南和友（MINAMI KAZUTOMO）

德國波鴻大學終身教授

醫療財團法人冠心會大崎醫院東京HEART CENTER顧問

1946年出生於大阪，1974年畢業於京都府立醫科大學，1976年以公費留學生（DAAD）身分進入德國杜塞道夫大學外科，之後的30年間以心血管外科醫生的身分活躍於德國醫界。參與了因心臟外科手術件數而榮登金氏世界紀錄的巴特恩豪森（Bad Oeynhausen）心臟、糖尿病醫學中心的成立計畫。1984年擔任該中心首席心臟外科醫師，並於1989年擔任該中心的副所長、臨床外科醫師教授。2004年被波鴻大學聘任為終身教授，為波鴻大學首位的日籍終身教授。從2005年起的10年間，擔任日本大學醫學系心血管外科教授。2010年時任北關東循環器官醫院院長。以日本心臟外科醫生的身分，已執刀二萬件以上的心臟、血管、肺臟手術。現今仍為現役心臟外科醫生*，一年進行一百件以上的心臟手術。擔任超過二十個海內外學會的會員、理事，也參與多次特別演講、電視節目、廣播節目。著作包括《日本醫療危機的真相——正是現今所追求的醫療制度改革——》（時事通訊社）、《創造世界最佳醫療——醫生們的選擇——》、《這種醫療沒問題嗎?——闊別日本三十年，自德國歸來之後看到的日本醫療——》（HARU書房）、《解病——擺脫疾病的生存之道——》、《不會生病的走路法》、《甦活力》、《甦活力實踐篇》（ACHIEVEMENT出版）、《每次感動讓人更健康》（MAKINO出版）。

編註：日本原書出版時，作者仍為現役心臟外科醫生，書中內文也有提及此事。現今是否已正式退休，目前無法確定，還請讀者海涵。

醫療保健書叢推薦

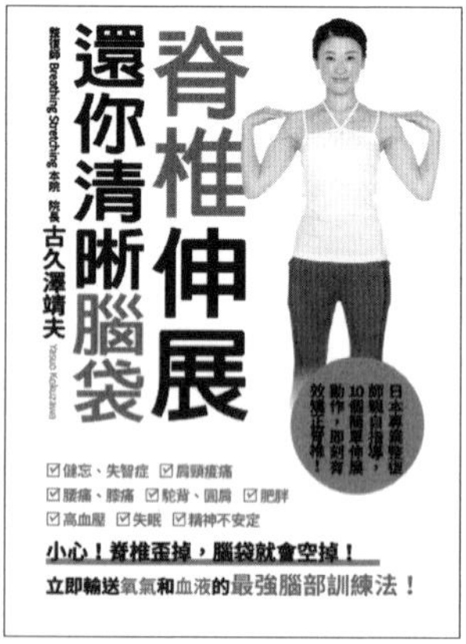

脊椎伸展
還你清晰腦袋

14.8x21cm　192 頁
部份全彩　定價 280 元

您知道嗎？脊椎與失智症大有關連！日本專業整復師親自指導
10 個簡單伸展動作，有效矯正脊椎即刻輸送氧氣和血液到腦部！

歪掉的脊椎會阻礙血流與氧氣輸送至腦部，並使神經的傳導變差。如此一來，便會造成腦部機能下降，使得腦袋「走了三步就忘光」。

若是想要使這樣的腦袋煥然一新，整復脊椎就是最快速的捷徑！

脊椎整復伸展操的最大目的，是為了放鬆全身上下，矯正歪曲的身軀，使頭腦與身體得以完整發揮原本所擁有的力量。

藉由每日十分鐘的脊椎整復伸展操，一口氣趕走腦袋裡的朦朧霧氣，讓你的腦袋變得清晰又舒暢！

本書作者為身兼院長的專業整復師，對於整復、瑜珈等皆有深入的研究與心得。書中除了介紹每天只要「花上短短 10 分鐘」就能達到整復脊椎效果的伸展操之外，還針對脊椎的重要性與相關保健觀念做出介紹。

醫療保健書叢推薦

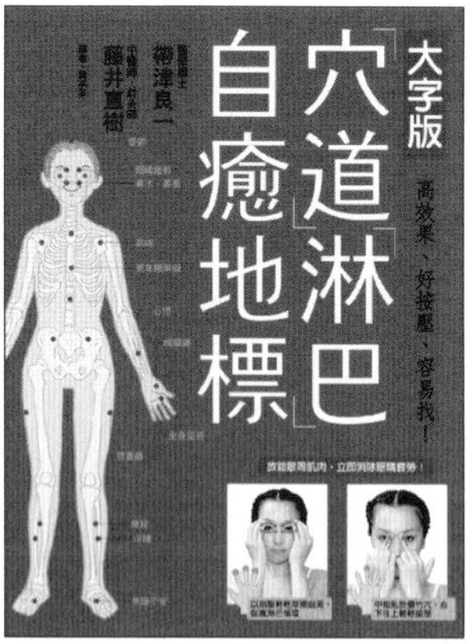

大字版
穴道淋巴自癒地標

18.2x23.5cm　192 頁
全彩　定價 380 元

想要壓按穴道，舒緩疲勞和不適症狀

但是人體穴位好多太複雜，老是記不住……？

不用煩惱了！只要記住好按、常用的就好！

穴道遍布於人體各處，依照症狀的不同來適度刺激穴道，讓經絡上的氣能夠順暢循環，便能改善疼痛與身體不適的問題。然而，穴位這麼多，對應的症狀也都不盡相同，要將它們通通記下來並不是一件簡單的事。

為推廣穴道指壓與淋巴按摩的保健方法，兩人合力以「高效果、好按壓、容易找」為基準，嚴選出單憑自己就可以按壓到的常用穴位。多數穴道同時兼具數個療效，書中也有一併紀錄下來。

再加上書中所介紹到的「全身淋巴」與「足底反射區」的按摩，就能達到最佳日常自我保健。書末超值收錄「短短 5 分鐘，身體變輕鬆！穴道 ・ 淋巴健身操」真人示範。

按一按、動一動，高效果、不費力，一起常保身心健康吧！

TITLE

血管可以越老越強健！

STAFF

出版	三悅文化圖書事業有限公司
作者	南 和友
譯者	胡毓華
監譯	高詹燦
總編輯	郭湘齡
責任編輯	蔣詩綺
文字編輯	黃美玉　徐承義
美術編輯	孫慧琪
排版	靜思個人工作室
製版	明宏彩色照相製版股份有限公司
印刷	桂林彩色印刷股份有限公司
法律顧問	經兆國際法律事務所　黃沛聲律師
戶名	瑞昇文化事業股份有限公司
劃撥帳號	19598343
地址	新北市中和區景平路464巷2弄1-4號
電話	(02)2945-3191
傳真	(02)2945-3190
網址	www.rising-books.com.tw
Mail	deepblue@rising-books.com.tw
初版日期	2018年2月
定價	280元

國家圖書館出版品預行編目資料

血管可以越老越強健! / 南和友著 ; 胡毓華譯. -- 初版. -- 新北市 : 三悅文化圖書, 2018.02
224面 ; 14.8 x 21公分
ISBN 978-986-95527-6-9(平裝)

1.心血管疾病 2.健康法

415.3　　107000801

OIRU HODO KEKKAN GA TSUYOKUNARU KENKOHO by Kazutomo Minami

Original Japanese edition published by Achievement Publishing Co., Ltd., Tokyo.
This Traditional Chinese edition published by arrangement with
Achievement Publishing Co., Ltd., Tokyo in care of Tuttle-Mori Agency, Inc., Tokyo
through Keio Cultural Enterprise Co., Ltd., New Taipei City, Taiwan.